うらやましい孤独死

自分はどう死ぬ？
家族をどう看取る？

森田洋之
Morita Hiroyuki

まえがき

「うらやましい孤独死」

奇妙なタイトルの本を書いてしまった。

この本を手にとられた方はどんな思いでおられるのだろうか。もしかしたら「孤独の美学」とか「孤高の生き方」などというポジティブな内容をイメージされているかもしれない。たしかに、孤独を美化するような風潮も世間にはある。

最初にお詫びしておきたい。本書は決してそのような本ではない。

一言で言ってしまえば、本書でこれから展開するのは、

「それまでの人生が孤独でなく、いきいきとした人間の交流がある中での死であれば、たとえ最期の瞬間がいわゆる孤独死であったとしても、それはうらやましいとも言えるのではないか？」

という趣旨である。

さらに言えば、孤独死を過度に恐れるあまり独居高齢者が容易に施設に収容されてしまう風潮にも一石を投じたいとも思っている。

率直に言おう。いま、高齢者施設はそうした高齢者の〝収容所〟になってしまっている。

高齢者でも若者でも、人は人間関係の中で生きている。しかし病院や施設への収容はそれまでの地域での人間関係を断ち切ってしまう。

人間がかかるもっとも重い病気は「孤独」である。

孤独は確実に健康を害する。健康を害する要因として、喫煙や肥満・アルコールなどが有名だが、じつはそれらを抑えてもっとも健康を害する因子とされているのが「孤独」なのだ。このことはいくつもの科学的調査で証明されている。

「万一、何かあったら心配」「1日でも長生きしてほしい」……。本人に良かれと思って誰もがとる行動が、じつは高齢者を孤独に追いやっているのだ。「地獄への道は善意で敷き詰められている」のかもしれない。

私はそんな医療・介護の現場を山ほど見てきた。

「好きなものを食べたい」「自由に外出したい」「死ぬ前にもう一度自宅に帰りたい」、

そんな人間として当たり前の希望を、願っても仕方がないと口に出すこともできない。そうした高齢者の方々をたくさん見てきた。

どんなに安全を求めても、安心を願っても、人間は必ず死ぬ。いま本当に求められているのは中途半端な〝安全・安心〟ではなく、その〝安全・安心〟の呪縛から高齢者の生活を解放することなのだ。「うらやましい孤独死」は、そのもっともわかりやすい例だろう。

本書は、現代の医療システムへのアンチテーゼとして「孤独死なのにうらやましい」といえる事例と、その理論的背景を集めたものである。

読みながら、あなたの「孤独死」観が変化し、親や親族の最期、さらには自らの最期について考えるきっかけになれば、こんなに嬉しいことはない。

うらやましい孤独死◎もくじ

第2章 破綻都市・夕張でわかったこと

第3章 目を覆いたくなる現場

第4章 医療の限界は超えられる

第5章　さまざまな解決策

装幀◎原田恵都子（ハラダ＋ハラダ）
図版作成◎二神さやか
本文校正◎円水社
本文組版◎閏月社

第1章 私が見た「うらやましい孤独死」

「本当にうらやましいよ」

「孤独死」という言葉を聞くようになって久しい。一人暮らしの人が誰にも看取られることなく、アパートなどでひっそりと死亡することを「孤独死」と言うようだ。

インターネットで「孤独死」と検索して出てくるのは、

「孤独死した30代女性の部屋に見た痛ましい現実」

「毎日約76名が孤独死。その壮絶な現場で何が起きているのか」

といった、孤独死の壮絶で悲惨な現場を誇張する記事だ。「孤独死」についての一般的な印象がいかに痛ましいものであるかがよくわかる。かくいう私もかつては孤独死に世間一般どおりの悲惨な印象しか持っていなかった。

そんな私が「うらやましい孤独死」という言葉を耳にしたのは6年前の夕張だった。

ある高齢女性が、独居の実姉が自宅のソファーで横になって亡くなっているのを発見した。発見時にはすでに死後数日経っていたようで、これこそ世間一般で言われるところのいわゆる「孤独死」である。

しかし、彼女は私にこう言った。

「本当にうらやましいよ。コロッと逝けたんだもの。あの歳までずっと元気に畑もやってたね。夕張のみんなに囲まれてさ。やっぱりここがいいんだよ、住みやすい。都会には行けない。都会行ってアパートだの、施設だのに入りなさいって言われてもね。夕張で最期までみんなと元気にしててコロッと逝けたらいいよね。本当にうらやましい。都会に行ったら早死にしちゃうよ」

私はこのとき、耳を疑った。自分が抱いている孤独死のイメージとはかけ離れた「うらやましい」という言葉に驚愕したのだった。そこには悲壮感がまるでなかった。

なぜ彼女は、痛ましいはずの孤独死を「うらやましい」と言うのだろうか。日本中で問題になっている、「死後数カ月経って腐乱死体として発見される」ようなケースとはいったい何が違うのだろうか。

医師の〝究極の目標〟とは？

私はこの問いに対して拙著『破綻からの奇蹟～いま夕張市民から学ぶこと』（南日本

ヘルスリサーチラボ）でこういう趣旨のことを書いた。

「孤独死」というと、えてして死という事象に注目してしまう。しかし、じつは死にもまして「孤独」のほうにこそ注目すべきなのではないだろうか。

孤独死の問題の本質は、死ではなく、高齢者がそれまで孤独に生活していたことではないだろうか。そう、孤独のほうにこそ問題があるのだ。腐乱死体にまで至ってしまうのは、その孤独の結果だろう。

＊

逆に夕張の例は死に至るまでの生活が孤独ではなかったのだ。そもそも人間の死亡率は100％、誰もがいつか必ず死を迎える。その死に至るまでの生活が、地域の絆という人間関係の中でのいきいきとしたものであれば、それはある意味人間としての本来の姿であり、それこそ「うらやましい」と言えるのかもしれない。

社会全体として重要なことは、いずれ必ず訪れる「死」の瞬間が一人なのかそうでないのかということにもまして、人生の黄昏時を迎えた人々の生活を孤独に追いやってしまってはいないか……という点にあるのではないだろうか。

手前味噌ながら、私は今でもこの考察を的確なものだと考えている。

その理由の一つが医師法第1条だ。そこには「医師は医療および保健指導を掌《つかさど》ることによって公衆衛生の向上および増進に寄与し、もって国民の健康な生活を確保するものとする」と書いてある。

つまり、医師の究極的な目標は「国民の健康な生活を確保すること」であって、手術も高度医療機器も保健指導も公衆衛生も、そのための道具でしかないということだろう。

そういう意味では、疾患やその結果としての死にもまして、「国民の健康な生活」を大きく阻害する「孤独」という社会的要因をクローズアップできたことは一定の意味があったと思っている。

*

とはいえ、この考察に対しては、その後いくつかの批判をいただいた。

その多くは「当該事例はいわゆるPPK（ピンピンコロリ）の事例であって、それがたまたま独居の高齢者だっただけである。うらやましいのはある意味当たり前である」というものだった。

なるほど、うらやましいのは「孤独死」ではなく「ＰＰＫ」だった、というわけである。たしかに夕張の事例はそう言えなくもない。これは的を射た意見であろう。

では、やはり「うらやましい孤独死」など存在しないのだろうか？

いや、そんなことはない。私は断言できる。それは実際にこんなおじいちゃんを知っているからだ。

彼は、「天涯孤独」だからこそ自分の人生の終わりを自分の意志どおりに全うすることができた。

「入院は絶対しない！」――90代後半の男性のケース

鹿児島の、とある医療機関で接した、90代後半の男性・田崎さん（仮名／特に断りがない場合、以降の患者さんの名前はすべて仮名）のケースである。

田崎さんは、かつてヘルパーさんたちの力を借りて認知症の奥さんの介護をこなすことができる程度には自立されていた。しかし数カ月前に奥さんを看取った後は独居となっていた。

田崎さんは、奥さんが亡くなってから急に食欲を失い、体力が低下した。私の経験上、こういうときに弱いのはたいてい男性である。彼もそうだった。

次第に元気も失い、食事もとれなくなっていった。

彼にとっては認知症の奥さんを介護することが人生の柱だったのだろう。奥さんの死によって田崎さんは生きる意味を失ってしまったのかもしれない。しばらくして彼は、わずかに口にした食べ物で誤嚥《ごえん》性肺炎（食べ物が気管・肺に入って起こる肺炎）を発症した。

奥さんはいない。そもそも子どももいない。親類もほとんどいない。いわゆる天涯孤独の身となってしまっていた。

超高齢・独居・天涯孤独……さまざまな悪条件は、在宅医療を提供する医師である私を大いに悩ませた。

通常、高齢者の肺炎には在宅医療（つまり自宅）でも検査や治療をすることができる。抗生剤の点滴を自宅ですることだってできる。そういう意味では自宅においても病院での治療とほとんど変わらないレベルの医療を提供できるのだ。

しかし、田崎さんの場合、そうした医療的な問題とは別に、トイレや食事などの生活面での負担が圧倒的に大きかった。

すべてを解決する打開策は入院だ。私は当然のこととして入院を勧めた。

しかし、田崎さんは頑として首を縦に振らなかった。その決意は確固たるもので、妥協案を受け入れる隙は1ミリもない。私が何を言っても、とにかく「入院はしない」の一点張りなのだ。

理由はわからない。奥さんと長年一緒に生活したわが家を愛していたのかもしれない。もしかすると奥さんの入院中に病院で何か嫌なことがあったのかもしれないし、ご本人の過去の入院で尊厳を傷つけられるような経験があったのかもしれない。答えは今でもわからない。とにかく「入院は絶対にしない！」と言い張るのだ。いくら病人でも、拒否する人を無理やり救急車に乗せるわけにもいかない。

正直に言おう。そもそも超高齢で体力が落ちた状態での肺炎である。入院を勧めはしたものの、私も医師として「回復の可能性が高い」と思ってはいなかった。もちろん入院して点滴などの集中的な治療をすれば命は助かる可能性は5割程度はあるかもしれない。しかし、元どおりに自宅で独居ができるまでになる可能性はよくて1割程度だろう。

その差の4割はなんなのか？

それは命は助かるのに自宅に帰れないということだ。つまり、要介護状態になって、場合によっては人工呼吸器や胃ろう栄養などの延命治療によって、病院や施設で命を保つということである。

私は、以上のような医師としての見立てを田崎さんに説明した。

「今回はさすがに入院したほうがいいかもしれませんね」というういくらか誘導的な言葉を使った。

それでも彼は聞く耳を持たなかった。熱に浮かされながらも「入院」という言葉にだけは顔をしかめてゆっくりと首を振り、明確に拒否の意を示した。まるで答えは100年前から決まっているとでも言わんばかりだった。つい最近奥さんを看取った彼には、私の見立てくらいのことは十分にわかっていたのかもしれない。

こうなれば、われわれにできるのは在宅生活に必要な訪問介護や看護をケアマネさんや他職種と一緒に手配し、また毎日の点滴などできる限りの在宅医療を届けるのみだ。

訪問看護は1日2回、訪問介護も1日3回、抗生剤の点滴も毎日行なった。生活面も医療面も、病院にいるのと遜色ないくらいの体制だ。

しかし、現代の医療をもってしても、体力の低下した超高齢者の命を救うことは難しい。

残念ながら田崎さんは亡くなった。場所は、たってのの希望だった自宅だ。田崎さんは独居のまま自宅で亡くなったのだ。

しばらくして私は考えた。果たしてこのような場合、田崎さんのような高齢独居の最期は「孤独死」なのだろうか？

もしも家族がいたなら…

別の言葉で言えばこれは「独居死」かもしれない。あるいは「孤立死」かもしれない。いや言葉の定義に大きな意味はない。

意味があるとするなら、田崎さんの自宅での死が彼にとって幸せだったかどうか、であろう。

田崎さんにそれを聞くことができないならせめて、客観的に見て「うらやましい」と言えるかどうかを私たちが考えることだろう。

繰り返すが、人間の死亡率は１００％である。人は必ず死ぬ。

たとえ前述した夕張で亡くなった女性のように地域の親しい人間関係があったとして

も、人生の終盤にもなればその仲間たちも徐々に亡くなっていく。自分が長生きすれば伴侶も亡くなる。最後は自分だけかもしれないのだ。もし子どもがいなければ、もしくは子どもたちが遠方でなかなか連絡がとれない状況であれば、そのとき孤立は避けられないだろう。

人生の終盤、自立生活が難しくなったときに孤立してしまったら、ふつうはどうするか。

高齢者住宅や介護施設に入所することになる。また、医療的な問題があるのなら長期入院ができる慢性期病院のお世話になることも多いかもしれない。もちろん、安全・安心を考えれば、その選択は妥当と言えるだろう。

しかし、自戒を込めて言えば、その安全・安心は周囲の人たちにとっての安全・安心でしかないのだ。

田崎さんの場合もそうだった。最初に私が入院を勧めたとき、私が考えていたのは、「医師である私にとっての安全・安心」だった。誰かに聞かれれば、「田崎さんの生活の安全・安心のため」と言うだろうが、しかしそれは建て前だ。

高齢になれば誰でも自然に足腰が衰える。転んでケガをすることを考えれば、医師としては「歩くな」と言いたくなる。トイレまで行くにも自力歩行を制限し、車椅子を使うことを指示しがちだ。

行動を制限された高齢者の筋力・体力は急速に落ちていく。そして寝たきりになり、排泄はおむつになる。

また、高齢になれば誰でも自然に飲み込みが悪くなる。食べては誤嚥し、肺炎を発症するのだ（これを誤嚥性肺炎という）。誤嚥性肺炎を恐れるのなら「食べるな」が一番の安全策だ。

高齢者はこうして「歩くな」「食べるな」と医師や看護師・介護職員から行動を制限され、次第に寝たきりにさせられていく。

確固たる意志のおかげで田崎さんは自らの思いを遂げることができたが、もしそれがなければ私は悪気なく彼を入院させていたかもしれない。悪気なく救急車を呼んでいたかもしれない。おそらく一般的な家族の思いもそんなところではないだろうか。

聞けば、ほとんどの人が「延命治療をしてまで生きたくない」「自宅で死にたい」と言う。実感として死を意識せざるをえない高齢者はなおさらそう思っていることが多い。

しかし、この国の現実は彼らの思いをほとんど叶えない。日本国民の死亡場所の8割は病院なのだ。

田崎さんの場合も、もし同居の家族や、遠方のお子さんなどがいたら、たっての希望である「在宅」は叶えられなかったかもしれない。

田崎さん自身は人生の終わりに覚悟を持って臨んでいたわけだが、家族にその覚悟があるかどうかはわからないのだから。

家族にもその覚悟がないと、気持ちは安全・安心の入院へ傾いていってしまう。最期まで自宅で暮らしたいと願っている方の終末期に、家族が「不安」を理由に入院を希望したり、救急車を呼んでしまう例は決して珍しいことではないのだ。

90代で心不全の男性、80代で肺疾患の女性、どんな病態でもたいていは次第に食べられなくなったり、多少の発熱があったりしながら、徐々に呼吸が微弱になり、最終的に心臓が止まる。

そこに至るまでの過程の一つひとつの症状を家族が不安に感じてしまえば、ご本人の望む「自宅で最期まで」など叶うべくもないのだ。

日頃から偉そうに〝患者中心の医療〟を声高に謳っている私でさえ、田崎さんにそれとなく入院を勧めてしまった。終末期医療を初めて経験される多くの家族にとっては言わずもがな、である。

入院による安全・安心の魔力は「最期まで家にいたい」という高齢者の思いを容易に踏みにじってしまうのだ。

医療従事者や家族にとっての安全・安心を、本人の思いよりも優先させてしまうこと。これこそが、容易に入院・施設入所という決断がなされる要因の一つなのだ。

入院・入所のあとには、いずれ必ず病状悪化が来る。そのとき方針が「安全・安心」のままなら事態はさらに本人の思いとは別の方向、つまり延命治療に向かってしまう。延命治療で命を延ばすことができる状況で、それを選択しないという決断は、家族にとって相当の覚悟が必要だからだ。

その意味では、田崎さんは天涯孤独であったからこそ望みどおり自宅で人生を終えられたのかもしれない。

多くの人が望んでもなかなか叶わない在宅死を、孤独であるがゆえに叶えたわけだ。これはある意味「うらやましい」と言っても過言ではないだろう。

今後訪れる超高齢社会においては大きな問題が生じてくる。高齢の夫婦暮らしはいずれ伴侶のどちらかが先に逝く。そしてどちらかが独居となる。そもそも結婚されていない方もいる。となれば、高齢独居は当たり前に訪れるものとなる。

事実、高齢化率日本一の市である夕張市では、高齢独居世帯が当たり前だった。

そんな人たちを、周囲から見た安全・安心の視点で早いうちから施設に入れ、地域の人間関係から引き剥がし、さらに病状が悪化すれば病院に入院させて延命治療を施すことがその人の人生にとって良いこととは私には決して思えない。

小規模多機能など高齢者の在宅生活を支える介護サービスや在宅医療といったサービスはもちろん大事であるが、その前に、「自分の人生の終わりへの覚悟」が必須であることは間違いないだろう。

これは本人はもちろん、家族にも求められる。

家族にその覚悟が持てないのなら、いっそ天涯孤独の人のほうがかえって本人の最期の願いは叶えられやすいのかもしれないのだ。

そんな意味では、ここまで紹介した夕張の孤独死と、田崎さんの孤独死の2例は非常に示唆深いものがあるだろう。

▼夕張の例：地域の温かな人間関係の中で最期までいきいきと生活できた孤独死
▼田崎さんの例：自分の人生の終わりに覚悟を持って自ら選び取った孤独死

いま私は「孤独死」なのに「うらやましい」と言えるためには次の2つが重要なのではないかと思っている。

・「死」までに至る生活が孤独でないこと
・誰にも訪れる死への覚悟があること

「うらやましい孤独死」の条件――土喰ミツエさんのケース

鹿児島県の山間部にお住まいだった土喰《つちくれ》ミツエさん（ご家族からの許可をいただき実名表記）のケースは、まさにその2つを完璧に持っていた好例だ。しかも、2つ目の条件である「死への覚悟」がご本人だけでなく遠方の家族にもあった点は特筆すべきだろう。だからこそミツエさんは高齢独居で最期の瞬間も一人だったにもかかわらず、周囲から「うらやましい」と言われたのである。

鹿児島県の山間部、段々畑が広がるのどかな坂道の途中にぽつんとある十数軒の集落。

その中にミツエさんの自宅はあった。

ミツエさんは90代。隣の集落で生まれ、この地に嫁いで来るまでは看護助手をされていたという。

車の窓から外の風景を眺めながら、「看護助手時代に医師と一緒に往診に出てはここでお茶を飲んだ」と、楽しかった若かりしころの話をするのが常だった。

ミツエさんはこの集落で5人の子どもを育てあげた。子育て、畑仕事、家のこと、集落のこと、パワフルになんでもこなすミツエさんは集落の中でも信頼の篤い存在だった。

成長した子どもたちはみな集落を離れ、次々に都会に出ていった。その後ご主人も亡くなり、一人暮らしになった。それでもミツエさんは決して集落を離れなかった。

気持ちは元気でも体は確実に老いていく。ミツエさんは心臓病に膝関節症を抱えていた。

そして、そのうちに認知症にもなった。次第に物忘れが激しくなっていき、認知症は重度と診断されるまでになった。それでもいつも外に出て畑仕事をしていた。

山中にぽつんと存在する集落での認知症の高齢者の独居。認知症が重度になった時点で、もう集落での独居生活は厳しい、と考えるのがふつうだろう。

それでもミツエさんは集落を離れなかった。

「病院にも施設にも行かない。この集落から出ない」

これがミツエさんの願いだった。

幸いなことに、ミツエさんはその願いを支援してくれる「いろ葉」という小規模多機能介護施設に巡りあうことができた。「いろ葉」は自宅への訪問介護も施設への通い介護（デイサービス）も、緊急時などのお泊まり介護も、すべて提供してくれた。

重度の認知症とはいえ、何もかもまったくできなくなるわけではない。お米を炊くこと、畑仕事、布団の上げ下げなど、昔からやり慣れていることはたいていできる。

「いろ葉」のスタッフたちは日々独居のミツエさんの自宅へ行き、食事や掃除など、本人が困難になりがちな部分だけをさり気なくサポートした。

ミツエさんは、重度の認知症になったあとも、集落の仲間たちと話をするのが好きだった。

また集落の仲間たちも、ミツエさん宅に電気がついているか、新聞は溜まっていないかなど、常に気にしてくれていた。集落で会合があるときも、認知症であろうが、トイ

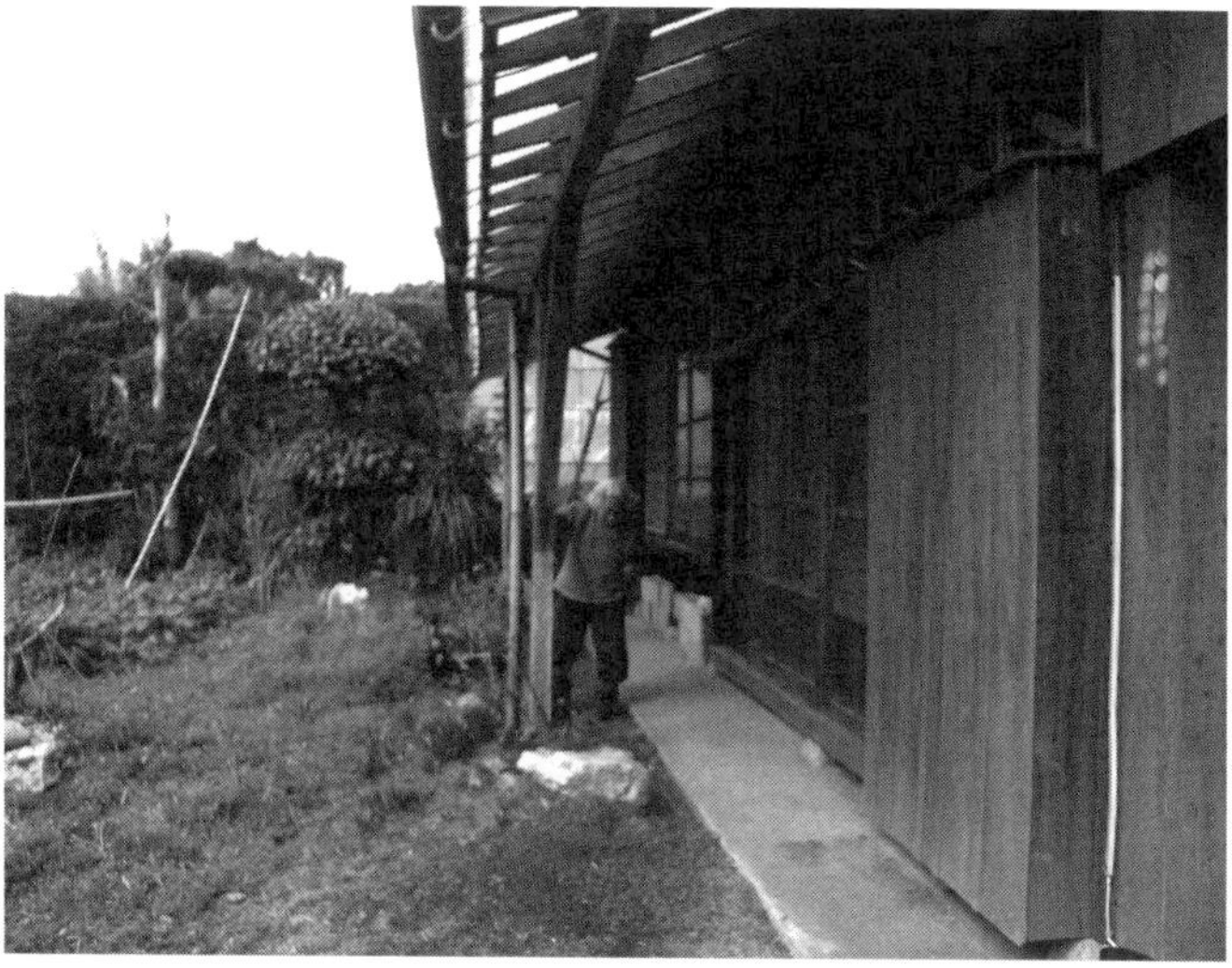

土喰ミツエさん、自宅前にて

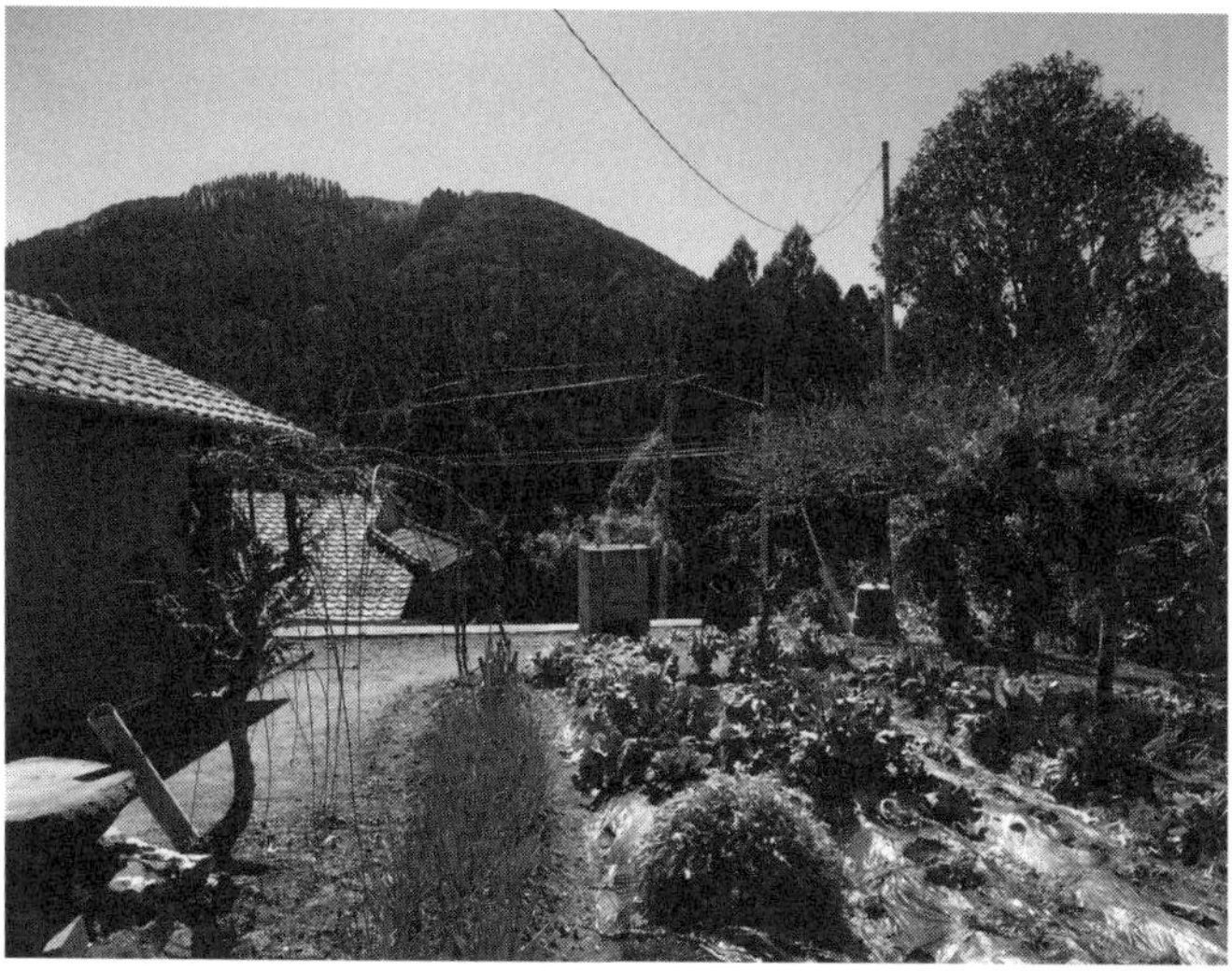

鹿児島の山間部に位置するミツエさんの自宅と畑

レがうまくいかなかろうが関係なく、ミツエさんを歓迎し、参加させてくれた。

ミツエさん宅は狭い坂道にあるためデイサービスの送迎車を玄関口までつけられない。少し離れたところで車を降りることになるのだが、そんなときはよく近所の方たちが「あとは私が家まで連れていくから大丈夫」と言っては、ミツエさんを自宅まで連れていってくれた。重度の認知症など関係なく、ミツエさんはこれまでどおり地域の仲間たちから敬《うやま》われていた。

ミツエさんにはこの集落で生活をともにしてきた仲間がたくさんいたのだ。

この集落ではかつて、みんなでお金を出しあって山を整備したりしたという。生活そのものが絆で成り立つような地域であり、仲間たちだった。

重度の認知症のミツエさんが独居を継続できた要因の一つに、集落の絆があったのは言うまでもないだろう。

集落に雪が積もったある寒い日、ミツエさんが突然いなくなった。「いろ葉」のスタッフが訪問したとき、自宅がもぬけの殻だったのだ。

履物は玄関にすべて揃っている。雪の中、おそらく裸足で出ていってしまったのだ。

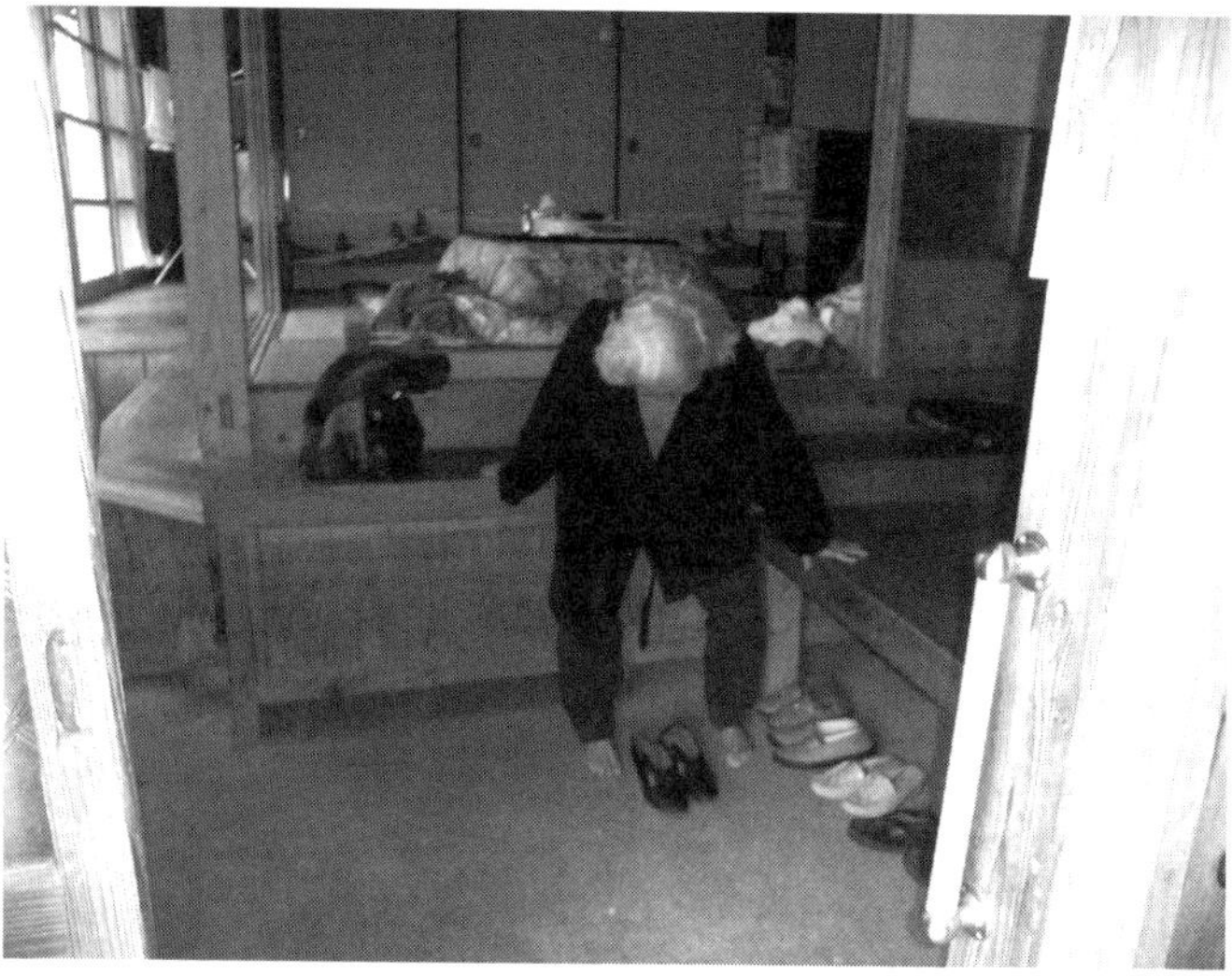

デイサービスに出かけるミツエさん。近所の人たちが手伝った

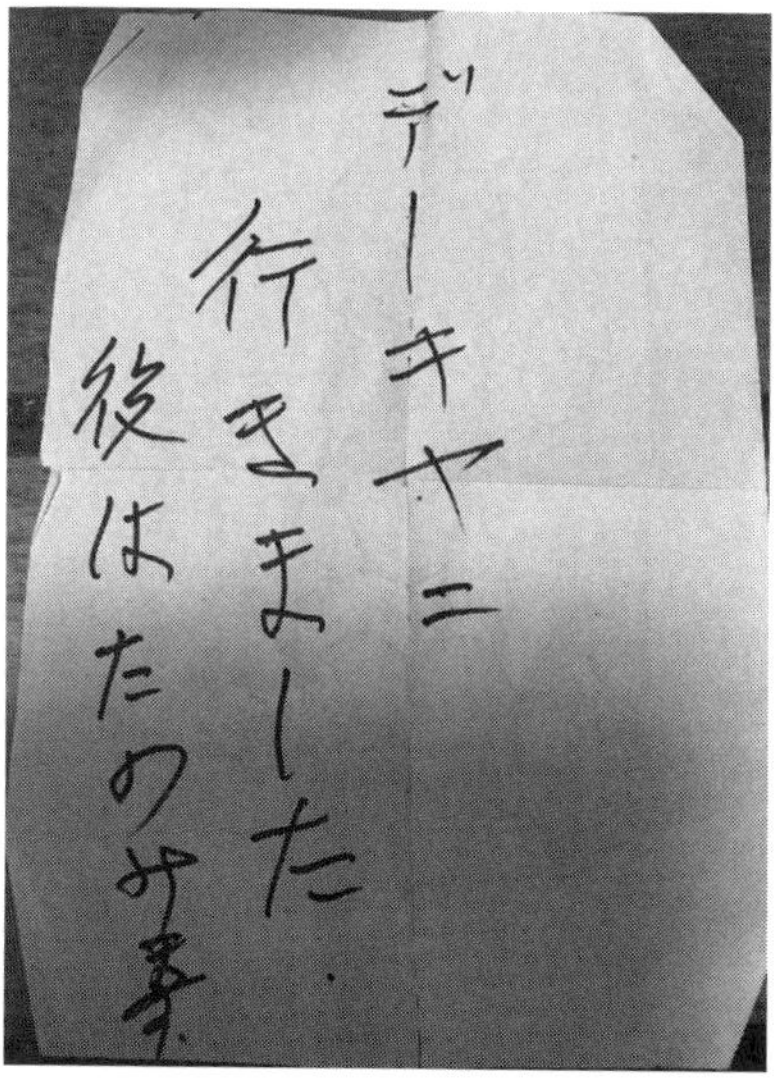

すでに亡くなられているご主人宛に残した置き手紙。
「デイケアに行きました。後はたのみます」

「いろ葉」のスタッフたちは周囲を必死に捜した。その知らせを受けた集落の人たちもみな進んで捜しに出てくれた。

数時間後、ミツエさんはお墓の前にたたずんでいるところを発見された。雪の積もる寒空の下、すでに亡くなっているご主人の姿を求めて外に捜しに出たらしい。足元はやはり裸足だった。

この事件により、「いろ葉」のスタッフも近所の人たちも、ミツエさんの今後の生活に一抹の不安を感じた。

それでもミツエさんは自宅での生活をあきらめなかった。「いろ葉」の介護スタッフも、近所の人たちもそれを支えた。

時折帰ってきてはお母さんの生活を見ていた息子さんたちも、遠方で日々心配しながら、それでも本人の思いを大切にしたいという故郷のみんなの思いを尊重してくれた。

周囲から見ればヒヤヒヤものの生活だったが、それがミツエさんの願いだった。

「認知症になったら何もわからなくなる」というのは誤解である。

認知症というのは基本的に記憶障害であり、最期まで人格や性格は元のまま保たれるケースが多いのだ。「前頭側頭型認知症」という少し特殊な認知症を除き、人格が変わったと思われるケースの多くは、周囲の人々の対応が変わってしまったことに起因する当人の困惑なのである。

「いろ葉」のスタッフはこうした認知症高齢者への対応は手慣れたものである。彼女の人格を十分に理解し尊重した上で、彼女の記憶がまばらでも、それでも生活には困らないように彼女をさり気なく支えた。

また、「いろ葉」のスタッフは近隣の人たちにも認知症の対応を何度も説明し、理解を得た。こうした努力のおかげでミツエさんは、望みどおりの自宅生活を継続できたのである。

余命1週間の宣告

そんなミツエさんの生活が一変した。心臓病が悪化し、とうとう病院に入院となってしまったのだ。

病院では、主治医から「余命は1週間あるかないか」と告げられた。

病院に入院したミツエさんの生活は一変した。そして性格も一変した。

点滴の管を抜く、ベッド柵を乗り越える、昼夜関係なく大声で喚《わめ》く……ミツエさんは病院で大暴れする〝問題患者〟になってしまった。

重度の認知症でもそれなりの生活ができていたのは、昔から変わらない木造平屋の自宅に住まい、顔見知りの近所の仲間たちに囲まれていたからだったのだろう。

病院という白い壁に囲まれた無機質な生活に放り込まれたミツエさんは、その余命幾ばくもない体にムチを打って、医学的管理という拘束から必死に逃れようとした。

常識的な医学を当てはめようとすればするほど、ミツエさんは暴れる。病院側はさらに医療で対処することに必死になる。ミツエさんはさらに暴れる。ミツエさんも病院側ももがけばもがくほど深みにはまっていくようだった。

こうした、管を抜く・暴れるなどの患者さんの対応に困った場合、また治療に支障が出るような場合、われわれ医師がまず考えるのは手足を縛ってベッド柵につないでしまういわゆる「身体拘束」、そして睡眠薬や鎮静剤などの薬剤によって落ち着いて（眠って）もらう「ドラッグロック」だ。ほとんどの医師はこうした対応を取る。

ミツエさんもそのまま入院が長引けば、手足をベッドに縛り付けられ、睡眠薬や鎮静剤で表面的な落ち着きを得、そのまま病院で亡くなっていたことだろう。

しかし、事態は動いた。ミツエさんの状態を見るに見かねた「いろ葉」のスタッフが、本人・家族、そして病院に自宅に帰ることを提案したのだ。

もちろん、自宅での看取りまで想定し、訪問介護・デイサービスをフルで組み込むことが大前提の提案であった。さらにご近所・ご家族の理解と協力も不可欠だった。

幸い、遠方のお子さんたちも賛成してくれ、「最期まで本人の好きなように」と口を揃えて言ってくれた。大阪在住の息子さんは毎朝8時に電話で安否確認をしてくれることとなった。もちろん近所の人たちも「いろ葉」の申し出をこころよく受け入れて、協力を約束してくれた。

当初、病院側だけは「いろ葉」の提案に消極的だった。それが医師の通常の考え方だろう。

それでも「いろ葉」の熱心な説得があり、さらに家族や近所の同意も得られたことで最終的には病院からも退院の許可を得られた。

こうしてミツエさんは10日ぶりに退院した。

退院して自宅に戻ると、それまでの暴れっぷりが嘘だったかのように元の穏やかなミツエさんに戻ってしまった。

病院での大騒ぎはいったいなんだったのか？　余命1週間という医師の診断はなんだったのか？

それらがすべて夢だったのではと疑うほど、以前と何も変わらないミツエさんが帰ってきた。

朝からデイサービスに行き、デイサービスではご飯を食べ、夕方に自宅に戻る。近所の人たちも温かく見守る。以前より足腰は衰えはしたものの、自宅には以前のにこやかなミツエさんがいた。

退院して1週間が経ったころだった。その朝、ミツエさんはいつもと同じように大阪の息子さんと電話をした。声の調子はいつもと変わらず、落ち着いた口調だったそうだ。電話の1時間ほど後、「いろ葉」のスタッフがデイサービスのお迎えに訪ねた。

ミツエさんは布団の中にいた。すでに呼吸は止まっていた。それは優しい顔だった。

ミツエさんはいつも「どこにも行きたくない、集落にいたい。施設も病院も入りたくない」と言っていた。集落でもみんなに敬われていた。その希望どおり、集落の中の自宅で、旦那さんと子どもたちとの思い出がいっぱい詰まった古いわが家で、最期まで生活できたのだ。家族も、ご近所さんたちも、介護スタッフも、みんながその最期を笑顔で見送った。

高齢独居にもかかわらず、そればかりか重度の認知症にもかかわらず、最期まで自宅での生活を継続できたミツエさんの人生。

ミツエさんの最期が一人であったということに、どれほどの意味があるのだろう。

もし世間がこれを「孤独死」というのなら、これこそがまさに「うらやましい孤独死」ではないだろうか。

家族の覚悟

前述したとおり、ミツエさんは「うらやましい孤独死」の要件として私が考える

・それまでの生活が孤独でないこと
・誰にも訪れる死への覚悟があること

の2つを完璧に持っていた。しかも2つ目の「死への覚悟」が本人だけでなく、家族にもあった。この、「家族の覚悟」は特に注目すべき点だろう。

現在、高齢者の入院・施設入所という傍から見た安全・安心の地への誘いは、日本全体で大きな潮流となっている。「最期まで自宅で」という本人の希望は、医療従事者や家族から見た安全・安心の思いによって阻害されているのだ。だから、むしろ天涯孤独のほうが本人の希望が叶えられやすい状況になっている。

在宅医療や高齢者医療における日々の診療の中で、それまで何不自由なく独居していた高齢者のところに突然家族が現れて、「心配だから施設に入所を決めました」と言われることがよくある。

私も日々接していて、本人がそれを希望していないのは明白なのに、本人の思いは斟《しん》酌《しゃく》されていない。

だが、本人はそれを受け入れざるを得ない。なぜなら、その方針には1ミリの悪意もなく、その決定に至るまでのすべての過程が善意の塊なのだから。

「最期まで自分らしく、自分の好きなところで気ままに生活したい」という高齢者のささやかな願いは、家族や医療従事者など周囲の人たちの善意の計らいによって、傍から見た安全・安心の地へと収容されてしまうのだ。

そうした全国的な潮流と、希望どおり家で亡くなるケースを比較してみると、家族の理解と覚悟が浮かびあがってくる。

ミツエさんのケースでは、僻地での親の独居、重度の認知症、さらに看取りまで、家族はこれらをすべて許容したのだ。

ミツエさんの家族がくだした「危険かもしれないけど、何かあるかもしれないけど、本人の望みなら独居でも孤独死でも受け入れる」という覚悟と決断は称賛に値するものだと私は思う。

その覚悟と決断がなければ、ミツエさんは間違いなく安全・安心の場である病院や高齢者施設・介護施設に入所となっていただろうし、最終的にはそこで手足を縛られ、強制的に眠らされたまま最期を迎えていた可能性が高いのだから。

第2章

破綻都市・夕張でわかったこと

阪神淡路大震災、建設現場での体験

1971年、私は横浜で生まれた。

海沿いを走る京浜急行の金沢文庫とか金沢八景とかあのあたりだ。当時その周辺はまだ裏山や畑があり、のんびりしていた。裏山の小さな池でザリガニを釣って帰る途中、知らない農家のおじいちゃんが畑の横の湧き水を飲ませてくれたのを今でも覚えている。

親や親族に医師や医療従事者は一人もいない。一橋大学にいた当時、私は公認会計士になろうと思っていた。

先輩や同級生はみんな続々と大企業や官庁に就職していく。そんな中にありながら、「たぶんそういう組織の中で生きていく生き方は自分には務まらないだろう。きっとサラリーマンになっても1年ともたないだろう」などと漠然と考えていた。その後の自らの人生を考えると、まあよくもそんなに的確に予想したものだなと感心する。その結果、「資格を取ろう！」と決意したのだった。

それで一念発起して、簿記や会計学の勉強を始めるわけだが……これがまったく性に合わなかった。

マクロ経済学の考え方とかは面白かったし今でもそれなりに役に立っているのだが、簿記の細かい仕分けや原価計算などの事務的な細かい知識・技術をまったく面白いと思えなかったのだ。面白くないのだから、勉強に身が入るはずもない。一念発起したはずなのに、早々に挫折してしまったわけだ。

結局、勉強なんかまったくしない、かといって就職活動をするわけでもない、ひたすらダラダラした時期が長く続くことになる。卒業に必要な単位だけは取ったものの、自分の行く道が定まらず、ゼミの教授に頼み込んで卒論だけ書かずに卒業を保留した。

そのまま家賃1万円（水道光熱費込み）の学生自治寮ですごしていた大学5年生のとき、阪神淡路大震災が起こった。

私は仮設住宅の建築現場に入った。崇高なボランティア精神があったわけではない。貧乏学生だった私にとっては、仮設住宅建設が単純に割のいいアルバイトだったのだ。

まずは自分たちの寝床を自分たちで仮設するところから始まった建設現場のアルバイトには本当にさまざまな人が参加していた。出身地も暮らしぶりも雑多な人々が昼間は現場で汗を流し、夜はみんなで酒を飲んで寝るという、まさに「飯場」のような環境だった。

1月の震災直後に現場に入り、夏休みの西宮高校の仮設校舎の建築までいたのでトータルで半年以上その現場に携わったことになる。

肉体労働で真っ黒に日焼けしたおじさんたちに交じって、朝から晩まで一日中汗水たらしながら働いた経験は、私にとって素晴らしい財産となった。

私が東京に帰る日、現場で「長老」と慕われていたおじいさんがわざわざ仕事を休んで見送りをしてくれた。

「今日くらいおごってやるよ」と言われご馳走になった定食屋の昼食を食べ終えようとするとき、彼はうつむきながら涙をこぼしていた。

彼は私との別れを惜しんで声を出して泣いてくれたのだ。私は他人から涙を流してまで別れを惜しまれたことは初めてだった。

素直に嬉しいという気持ちと、目の前で泣いている「長老」になんと声をかけていいのかわからない気恥ずかしさから、私は不思議な顔でただただ眺めることしかできなかった。

資格も取れず、卒業後の進路も何一つ決まらない。私は、「勉強ができる子」「一流大学の学生」という自らのアイデンティティを完全に失い、世間のレールから大きく外れようとしていた。

そんな何者でもない私を、世代の違う大人たちがみんなで可愛がってくれた。自分の価値を決めるものだと思っていた勉強の世界からも大学の世界からも遠く離れた場所で「ありのままの自分」をこんなにも愛してくれる人たちがいたのだ。それは自らの存在を完全に肯定されたような不思議な体験だった。

今思い返すと、私は人間と人間の心がつながるということの本当の意味と、そこから生まれる大きな価値を彼らから教えてもらったような気がする。

自分への負い目

そんなふうにすごしていたある日、ある人から医師になってみてはどうかと勧められた。

一橋大学の学生が進路も決まらず、なんとなくブラブラしているのを見て、軽い気持ちで言ったのだと思う。

それでも当時の私は「あ、そうか。医師も資格職だし、どうせ進路も決まってないし、将来は離島や僻地で赤ひげ先生みたいな地域密着の田舎暮らしもいいよなぁ」なんてひどくよこしまで甘々な気持ちで考えたのだった。

当時25歳。今思い返すと呆れるくらいのんきな馬鹿だ。

父は医学部受験に大反対だった。私が20歳のとき母は胃ガンで死んでいるので、父は気楽な独り身だった。

子育てが終わり、書道の先生になろう！と言い出して脱サラしたばかりの時期。そんなタイミングで、大学を卒業間近の息子が「やっぱり医学部に行く」なんて言い出したわけだ。まあ反対するのも理解できる。

一橋大学6年目の年に宮崎医大に合格し、その6年後に医大を卒業することになる。

医大生の際に宮崎で出会った妻と研修医時代に結婚し、子どもが生まれる。

研修医時代は病院の近くに住み込み、担当患者さんに何かあれば24時間いつでも駆けつける毎日だった。内科・小児科・外科・産婦人科など主要な科を3カ月ごとに回るローテーションは、想像以上につらい生活だったが、それゆえ地域で総合的に診療する基礎は築けたと思う。

2年間の初期研修が終わると、次は専門医の中でもより総合的な診断力が必要となる内科を選び、地域中核病院で3年間の内科後期研修を修了、「認定内科医」を取得した。

研修医を終え、私は37歳にしてようやく一人前の医師としてのスタートを切ることになった。

いよいよ赤ひげ先生みたいに地域医療の医者になるか、それとも宮崎県の中山間地の診療所で子育てしながら生活しようか、と迷っていたときに、突然「夕張に行く」と決めてしまったのだ。

夕張に行こうと思った理由のひとつに「自分への負い目」があった。

それまで私は、自分の医療知識を深め、医療技術を磨くことこそが善だと思っていた。そうすることが患者さんのためになることであり、ひいては国民の幸福に貢献することなのだと信じていた。

しかし、療養病院（長期にわたって医療・介護が必要な高齢者が主に入院している病院）の大部屋で、ただただ白い天井を見つめたまま寝たきりの高齢者がずらっと並んで胃ろうから栄養を入れられている光景を見たとき、それまで自分が磨いてきた胃ろう造設術などの医療技術や医学的知識が「善」に思えなくなってしまった。

研修医時代の忘れられない患者さんがいる。ある病院で夜間当直のアルバイトをしていたときに出会った高齢女性で、認知症の患者さんだ。

夜なのに眠れず、何回も大声を出すので睡眠薬を使っていいか、と看護師から連絡があった。

研修医の私は、まず患者さんの様子を見てからと思い、その患者さんの部屋に行ってみた。今でもそのときの光景は目に焼き付いている。

患者さんのベッドの四方には柵がつけられており、手にはミトン（パンを焼くときの大きな手袋のようなもので、柵をのぼったり点滴を外したりできないよう指が使えなくなっている）をはめられ、そのミトンはベッド柵に紐でくくりつけられていた。自由に手を動かせる範囲はごくわずかである。何かを取ることも、かゆいところを掻くこともできない。

私を見るなり患者さんは涙を流して「これを外してください！」と言った。彼女の目は本当に真剣で切実だった。

「認知症だから何もわからない」などという言説はまやかしだ、と彼女の目は爛々と訴えていた。

私の頭は真っ白になった。私はその夜しかその病院に関わることのない一介の研修医だ。主治医でもなんでもない。病院のシステムの中で私に求められているのは、「大声を出したり暴れ出した患者に対して病院内のルールに従って粛々と睡眠薬を出す」ことだった。

私は何もできなかった。助けを求める彼女に対して一つの言葉をかけることすらもできなかった。彼女を目の前にただただ立ち尽くすしかなかった。

私がしたことは、彼女の切実な視線と助けを求める声から逃げるように病室を後にすることだった。期待を裏切られた彼女の悲痛な声を背中で聞きながら、私は力の限り拳を握りしめた。


「果たして医療は人々を幸福にしているのか?」

「助けを求める彼女を助けられない自分はなんのために医者になったのか?」

「こんな医療システムの中で自分にできることなんてあるのか?」

そんなさまざまな思いが腹の底からどくどくと湧き上がってきた。

次々に湧き上がる思いは、医師として知識も技術も一人前になりつつあり、医療のことをわかったつもりになっていたそれまでの自分を一気に奈落の底に突き落としたのだった。

一橋大学に6年、宮崎医大に6年、ともに国立大学だったから、みなさまの税金を使いながら12年も勉強させていただいたにもかかわらず、自分のやっている医療が国民のみなさまの幸福に寄与していると思えなくなってしまった。

これは本当につらかった。

もう医師をやめて好きなラーメン屋でも始めようかと本気で考えた。

今思うと、これが私の医師人生における最初の「衝撃」だった。

私を変えた、ある事件

ちょうどそのころ、同じ病院である〝事件〟が起きた。

同僚の高野学医師が、超高齢で老衰としか言いようのないおばあちゃんに対して栄養療法をせずに少しの点滴だけで看取ろうとしていた。

彼は、医学生時代に一緒にバンドをやっていた同級生で、研修病院もずっと同じだった。

その措置を見て、私は彼に言った。

「胃ろうとか中心静脈栄養（首の下の太い血管に入れる点滴栄養法）とかで栄養入れなきゃ死んじゃうんじゃない？」

落ち着いた表情で彼は言った。

「老衰なんだから、それでいいんじゃない。下手に栄養とか水分とかを入れすぎると、逆流して肺炎になったり、体がパンパンにむくんだりしちゃうし」

彼のやり方は私にとって〝事件〟だった。私にとっては、栄養療法で患者さんを1日でも長く生かすことが常識だったからだ。

だから私は患者さんとともに高野医師のことも心配してこう告げた。

「でも先輩の先生たちもそんなやり方はしていない。そんなことをして、ご家族から訴訟とかされないか？」

「ないない。しっかり家族の気持ちを聞いて、こっちも説明して信頼関係を作れば大丈夫。いまは逆に感謝されてるよ」

当時の私にとって、彼のやり方は衝撃的だった。

「標準的な治療」という言葉を建て前にして、患者さんや家族の気持ちに向き合うことから逃げているのは私のほうなのではないかという疑問が湧き上がってきた。

もしかしたら、あの夜間当直中に真剣な眼差しで助けを求めていた高齢女性のあの光景も、そんな「逃げ」の医療の延長線上に続くものだったかもしれないのに。

でも、私はすぐには彼のようにはなれなかった。まだまだ「病院医療の常識」の世界観から抜け出せなかった。

なぜか？

まわりの病院スタッフのみんなが共有している病院文化、その中ではみんなと一緒に常識どおりに呼吸をしていたほうが圧倒的に楽だったからだ。

悩みながらもまだ私はそこから抜け出す勇気を持ちきれずにいた。

そんな悩みの中にあったとき、私は『村上スキーム』（村上智彦、三井貴之著、エイチエス）という書籍に出合った。

その本は、夕張の財政破綻・病院閉鎖後の医療を請け負った村上智彦医師が、予防医療や終末期医療など、病院医療に頼らない真の患者中心の地域医療を描いたものだ。

夢中になり、ひと晩で読み切った私は、脳天が沸騰するくらいの衝撃を受けた。

村上先生曰く、「医師法第1条には、『医師は医療だけでなく保健指導や公衆衛生なども掌って国民の健康を確保するもの』と書いてあるのだから、病院の中にいるだけでは十分ではない。地域の中にどっぷり浸かって住民とともに歩まなくてはいけない」。

私がまだまだ囚われていた病院の世界。村上先生は「そこから抜け出せ!」と言っていた。しかも病院がなくなってしまった街のど真ん中で。

真摯に住民の健康と幸福を追求する地域医療の理念と、それに向かって邁進する村上先生の姿が描かれていたその本は、まだまだ迷いの中にあった私の心を真正面から射抜いた。

もともとは経済学部出身でもある私は、財政破綻後の世界を見てみたいという興味、さらに財政破綻・病院閉鎖の前後のデータを比較してみたいという思惑もあり、村上先生がいる夕張に行ってみたくてたまらなくなってしまったのだ。

居ても立ってもいられなくなった私は、お会いしたこともなかった村上先生宛に、夕張市立診療所のホームページ経由でメールを送った。とにかく夕張に行って、現場をこの目で見てみたいという一心だった。

正直に自分の迷いをメールでぶつけると、村上先生は夕張行きを快諾してくれた。

結果、妻と子ども、そして生まれたばかりの生後4カ月の赤ん坊を連れて夕張に旅立つことになる。


私が実際に夕張に赴いたのは、夕張市が財政破綻してから2年後の2009年だった。夕張市の医療はすでに市立総合病院171床から19床の市立診療所に大幅に縮小されていた。

新しい医療体制を請け負ったのは村上先生だ。夕張市は莫大な負債（年40億円規模の税収に対して約600億円の負債）を抱えており、医療体制にも潤沢な資金を提供できるわけではない。そのため市は運営を民間に委託する「公設民営」を医療体制の前提としていた。

村上先生は「夕張希望の杜」という医療法人を設立し、新たな医療体制の構築を目指していた。私が赴任したのはちょうどその構築途上の真っ只中だった。

新たな医療体制というのは、子どもの予防接種からお年寄りの看取りまで、また内科から整形外科・軽いケガの処置まで、年齢も疾患も問わず幅広く地域に必要な診療を行なう「プライマリ・ケア」を重視した体制のことである。その代わり、手術などの高度急性期医療、救急医療などは大幅に縮小し、その部分は大都市圏の総合病院におまかせすることになっていた。

医学的正解の崩壊

夕張の医療現場での体験は本当に毎日が目からウロコだった。

それまで培ってきた医学的正解に基づく病院医療の世界がことごとく打ち砕かれた。

いや、「医学的正解」はそのまま変わらず厳然としてあるのだが、それを現場にどうやって落とし込むのか、そこに「正解がない」ことに、初めて気づかされたのだった。

たとえば、90代でアルコール依存症の男性・萩原さん。肝臓も肺もボロボロで体はもうとっくに限界のはずなのに、自宅で朝から焼酎を飲んでいる。

萩原さんはそれまでなんとか外来に通ってきていて、診察室ではそれなりによそいきの顔を繕っていた。しかし、訪問診療に切り替わって自宅に足を踏み入れた瞬間、私はその焼酎だらけの部屋の事実を目の当たりにすることになった。

もちろんこれは医学的に言えば完全にデタラメだ。それまでの私だったら、「何してるんですか！　今すぐ入院！　お酒もやめて治療しましょう」と言っていただろう。お行儀のいい患者さんなら医師の言葉にはまず逆らわない。そのまま入院して、酒を断つことになる。これが医学的な「正解」である。

しかし、そこに「その人の人生にとっての正解」や「医師・患者間の信頼関係」はあるのだろうか。

お酒のことをそれとなく注意した私に、大好きな焼酎瓶が並ぶ自宅で萩原さんはこう言った。

「酒をやめろって？　冗談じゃない。90超えてんだから検査したら何かあるに決まってる。血なんかとらなくていい。入院もしない。じゃ、何かい？　酒やめて検査して入院したら、ピシャッと治って元気に100メートル走れるようになるのか？　できるものならやってみな。俺は酒もやめないし、どこにも行かない。最期までここにいるよ」

そう、私はこの時点ではまったく彼に信頼されていなかった。

「入院させて、禁酒させて、俺のことをがんじがらめに縛り付けにきた若造」くらいにしか思われていなかっただろう。

じゃ、どうする？

萩原さんを前にして、私が頭に溜め込んできた「医学的正解」なんてなんの役にも立たないのだ。

そんなものを目の前に差し出しても、知らんぷりされるか、粉々に砕かれてしまう。萩原さんにとってはそんなものまったく無用の長物なのだから。

そのときの私には、しっかり話を聞いて、萩原さんの思いを理解して、信頼関係を築いていくしか道は残されていないのだ。

このとき、私は怖くなった。

自分が必死になって磨いてきた「医学的正解」という〝よく斬れる刀〟を一切使わず、まったくの丸腰で、なんの設備もない、何もできない、いや何かをすることを期待すらされていない自宅で、患者さんを見守ること、これがとんでもなく怖かったのだ。

なぜなら、これはできる限りやった末の限界ではないのだ。医療の限界でもない。萩原さんの命はもう誰のせいにもできないのだ。

これは言ってみれば、医師としての私と、自分で人生の最期の選択をした萩原さんとの間の言い訳のできない「密約」なのだ。

その結果は、私が全身全霊で受け止めなければならない。

「医学的正解」を示したマニュアルどおりの治療をしていたころの私がどれだけ楽をしていたのか。このときの私はそのことを萩原さんから思い知らされたのである。

そしてしばらくして、萩原さんはそのまま自宅で亡くなった。彼は最期まで楽しそうに美味しそうに焼酎を飲んでいた。

何が正解だったのか？　私は正しい選択をしたのか？

それは今でもわからない。

でも、少なくとも私がかつて信じていた、そして寝る間も惜しんで習得した「医学的正解」や「医療の常識」、それらが現場でほとんど意味を持たなかったこと、現場の医療ではそういうこともあるということ、それだけはわかった。

萩原さんが亡くなったとき、私は医師になって初めて死亡診断書に「老衰」という文字を書いた。

「人工透析をしない」という選択

もうひとつ、私の医療の常識を揺るがしたエピソードを紹介しよう。

沢田さんは90歳を超えたおばあちゃんだった。足腰の衰えはあったが、頭脳は明晰。会話でも当意即妙に冗談を飛ばすような快活さがあった。

それでも年齢には勝てない。沢田さんは次第に腎臓が弱ってしまい、おしっこが出にくくなった。通常ならおしっこの代わりに水分や老廃物を血液から抜き取る「人工透析」の適応対象である。

しかし、人工透析はつらい治療だ。何時間もかけて血液を濾過する治療を週3回程度行なわなければならない。

また財政破綻都市である夕張には人工透析ができる施設はなく、隣町や札幌まで通院もしくは入院しての治療が必要となる。夕張から札幌までは車で1時間。往復で2時間、人工透析にかかる時間をくわえれば、まさに1日がかりとなる。それが週に3回もあるのだ。

沢田さんにそのことを説明すると、彼女は即座に拒否した。

「やりません。最期まで自宅にいたいです」

沢田さんはきっぱりと言い切った。その意思は頑《かたく》なだった。

じつは沢田さんのご主人も90歳を超えてから人工透析をしていたのだった。人工透析を受けながら次第に寝たきりになり、そのまま病院で最期を迎えた。そんなご主人を看取った沢田さんは、人工透析でご主人の人生の最期を台無しにされたと思っていたようだった。

そして、家族も、透析をしないという彼女の意思を尊重した。

人工透析をせずに迎える終末期がどういうものか、私は経験したことがなかった。医学の教科書には「人工透析が生命を維持するのに必要な腎臓の機能を代替する」ということは書いてあるが、人工透析しなかったらどうなるのか……そんなことは載っていない。

医療業界内の噂では、「苦しみながら溺れるような最期を迎える」という。もちろんそれが本当かどうか私にはわからない。

しかし、果たしてこんなことが許されるのだろうか？　私は不安でたまらなかった。

私の不安など関係なく、「人工透析をしない」という治療方針を本人が明確に表明し、家族も同意していて、訪問看護師などのスタッフもそれを受け入れている。みんなの意向に反して人工透析を受けさせるということなどできるはずもない。不安を抱えたまま、私は彼女の自宅へ足繁く通った。

おしっこで体内の水分を排出することが困難な彼女の体は、次第にむくんでいった。しかし、どういうわけか、彼女自身には苦しんでいる様子はない。食事も少しずつ食べられるし、ゆっくりと、しかしにこやかに会話をすることも可能だった。排便もトイレで自力で行なっていた。そして、何度聞いても「透析はしない」という意思に変わりはなかった。

その2週間後、彼女は一切苦しむことなく眠るように人生の幕を閉じた。もちろん、彼女の希望どおり、最期まで自宅で生活しながら。

家族も最期まで本当に穏やかで、看取った後も満足感を感じられているようだった。振り返ってみれば、不安でオロオロしていたのは私だけだった。私はまだまだ苦労して手に入れた「医学的正解」の呪縛から抜け出せずにいたのだろう。私はこの事例からも本当に多くのことを教わった気がする。

「医学的正解」と「その人の人生にとっての正解」、この2つを現場ですり合わせること。医師・患者間の信頼関係をベースにして、この2つをいかにすり合わせられるか、現場で悩むこと。

このことの本当の意味と価値がわかるまで、そしてそのことを心の底から理解できるようになるまで、3年くらいかかったような気がする。萩原さんや沢田さんのようなケースに毎日触れて、一人ひとりの命の選択に迷い、悩み、現場で打ちのめされながら……。

夕張での師匠にあたる村上先生は地域医療・僻地医療の経験がすでに長く、私が悩むようなレベルの問題はとっくにクリアされていた。

村上先生はそれを理解した上で、そういう患者さんたちが自宅でも施設でも入院でも、どこでも生活を継続できるように、有床診療所・在宅療養支援診療所・老健・訪問看護ステーション・24時間の訪問介護などのシステムを作ることに奔走されていた。

結局、私は一度、宮崎に帰ったりしながらも約4年間にわたって夕張の医療に関わらせていただいた。

またその間、村上先生のご厚意で夕張から東京大学大学院の研究ユニット（H-PAC）に毎週通わせていただき、夕張の医療費・医療体制変化の研究をすることもできた。そして、最後の年は院長職を経験させていただくことになった。

夕張での4年間はその後の私の人生を決定づける濃厚な体験となった。

4年間の夕張生活でわかったこと

この4年間で経験した夕張のデータなどは拙著『破綻からの奇蹟』に詳しくまとめている。ここでも簡単にご紹介しよう。

夕張の財政破綻・病院閉鎖前後のデータを比較したところ、次のようなことがわかった。

▼夕張市の総病床数が171床から19床に激減した。
▼高齢化率は50％を超えた（市としては日本一）。
▼それにもかかわらず、夕張市民の総死亡率は変わらなかった。

▼病死は減った。その代わりに老衰死が増えた。
▼救急出動が半減した。
▼1人あたり高齢者医療費も減った。

つまり、財政破綻して病院がなくなった結果、夕張に起こったことは決して悪いことばかりではなかったのである。むしろ、これから超高齢化社会を迎えつつある日本の道《みち》標《しるべ》と言ってもいいようなデータが出ている。

その下地には以下の3つの要因があるのではないかと思っている。

①天命を受け入れる市民の意識
②高齢者の生活を支える医療・介護の構築
③高齢者の生活を支える「きずな貯金」

ひとつずつ見ていくことにしよう。

①天命を受け入れる市民の意識

これは前出の萩原さんや沢田さんのようなケースでよくわかるだろう。いたずらに寿命を延ばすことや、そのために命の終わりを医療におまかせしてしまうことを良しとせず、人生の最期まで人生の決定権・主導権を自分で握っている高齢者が夕張には本当に多かった。

それは、「そういう決断をしてもいいし、しなくてもいい、どちらでもいいけど、その場合はしっかりと最期まで生活を支えるよ」という医療体制が構築されたからでもある。

②高齢者の生活を支える医療・介護の構築

財政破綻後の夕張に赴いた村上先生は、それまでの総合病院で行なわれていた急性期医療の世界から脱却し、高齢化した地域で本当に求められる医療・介護、つまり「高齢者の生活を支える医療・介護」に特化した。

具体的には、それまでの夕張にはなかった24時間対応の在宅医療・訪問看護を創設し、さらに訪問歯科医療・訪問リハビリも導入した。介護の面でも24時間随時対応の定期巡回・随時対応型訪問介護を構築した。

じつは萩原さんや沢田さんのようなケースを支えたのはこれらの「高齢者の生活を支

える医療・介護」だったのである。逆に言えば、これらの医療・介護の変革があったからこそ夕張の高齢者は、「最期まで人生の主導権を病院医療に委《ゆだ》ねずに自分で握っておく」という意思決定ができたのである。

たしかにこうした医療の変革で、手術や救急医療などの急性期医療の部分は札幌などの総合病院にお願いすることにはなった。しかし一方で、こうして高齢者の生活を支える医療に特化したことで、不思議なことに救急車の搬送件数は半減したのだ。

なぜだろうか。

じつは高齢者が陥るさまざまな病態は、たとえ病院や急性期医療にかかってもほとんどは回復しない。

夕張においては、それが老化現象なのだから仕方がないと市民の側に覚悟ができていたように思う。そのベースにあるのが、前述した「天命を受け入れる市民の意識」である。それならばそこをしっかりと支えてあげれば良いのだ。

萩原さんも沢田さんも、どんなに病状が変化しても救急車は呼ばなかった。そもそも救急車というものは「命を助けてくれ」という願いのもとに呼ばれるべきものだ。彼らはすでに命の終わりを受け入れている。「命を助けてほしい」なんてかけらも思っていないのだ。

彼らの願いは最期まで自宅でいきいきと生ききることであって、救急車を呼んで、1日でも長く生きることではない。病院に搬送されたらもう二度と家には戻れないかもしれないこともわかっている。

だからこそ、彼らが呼ぶのはまず訪問看護だ。そして、それでも対処不能なら在宅医を呼ぶ。どちらも24時間対応だからいつでも呼べる。最悪の事態になれば在宅医が救急車を呼ぶこともあるが、そういうことはめったにない。

そういう世界になれば、結果として救急搬送は激減するのである。もちろん、医療処置も減るので高齢者医療費も減る。

ただ、これは結果論である。当初から救急搬送減少や医療費削減を目標にしていたわけでは決してない。萩原さんや沢田さんのケースのように真摯に高齢者の人生や生活に寄り添って支えているうちに、たまたま統計を取ってみたら救急搬送件数も医療費も減っていたということなのだ。

また、統計を取ってみてわかったのは総合病院がなくなり、急性期医療が後退したにもかかわらず、市民の総死亡率は変わらなかった、ということだった。

具体的な死因では、ガンが横ばい、心疾患と肺炎死は激減した。その代わりに老衰による死が激増していたのである。しかしこれは、「だから市民が健康になった」ということではない。

私は萩原さんの死亡診断書に「老衰」と書いた。しかし、もし彼がその死の前に救急車で病院に搬送されたなら、おそらく血液検査やエコーやＣＴなどの検査をされ、なんらかの異常を見つけられ、その上で肝臓や心臓なりになんらかの病名がついていただろう。

そもそも人間というものは、歳をとるにつれて一つ二つと病気や障害を抱えながら、だんだんと体力が衰えていき、最終的に死亡に至るものである。終末期に病気を探せば、何かが見つかるに決まっている。

しかし重要なのは、終末期に病気を探し、見つけて病名をつけることではなく、最期までいきいきと生ききれるように患者さん本人の人生や生活を支えることである。

夕張では、死亡診断書を書く医師が患者や家族との信頼関係を築いて「老衰」と診断できる医師に代わったからこそ、老衰が増えたのである。

もちろん、それに伴い急性期医療は後退したわけだから、正直なところわれわれも

「総死亡率の上昇」はあるかもしれない、と予想していた。

しかし、蓋を開けてみれば総死亡率すら変わっていなかったのである。

③高齢者の生活を支える「きずな貯金」

第1章、土喰ミツエさん（鹿児島県の中山間地で重度の認知症がありながら最期まで自宅で生活された）のケースで紹介したが、地域の人を地域の人たちが支え合う良好な人間関係があるということもこれらの基礎に位置する重要な要素である。

この人間関係を私は「きずな貯金」と呼んでいるが、夕張の住民には明らかにこれがあった。

公衆衛生学の世界ではソーシャル・キャピタル（社会関係資本）とも呼ばれる「きずな貯金」だが、これは日本人の健康と長寿に深く関わっているとされる非常に重要な要素である。

ミツエさんに限らずこれまで見てきたどの例でも、「最期まで自宅で生活したい」という本人の希望の背後には、家族や地域の人々との良好な人間関係が垣間見える。そもそもそうした良好な人間関係があるからこそ、最期までの生活がいきいきとするわけだ。

そして、その上に天命を受け入れる市民の意識があり、そして、医療と介護がそれを支えるわけである。

ここまでの話、「医学的常識」をベースによく考えてみると何かヘンだと思う方がいるかもしれない。

夕張市内の病床数は171床から19床に激減したにもかかわらず、夕張市民の総死亡率は変わらなかった?

病院があってもなくても健康に影響はないのだろうか?

東京大学でこの夕張のデータを研究しているとき、私は医師人生2回目の衝撃を受けた。

じつは、なんと医療経済学の世界ではこの疑問はすでに研究しつくされていて、一定の結論が出ているというのだ。

多くの研究の結果、「病院の存在や非存在」と住民の「死亡率(SMR)」のあいだには因果関係はないことがわかっている。

病院が開院しても閉鎖しても、人々の健康状態は良くも悪くもならない可能性が高いのだという。

そんなバカな、と思う方がいるかもしれない。

私も最初はそう思った。

▼研究例

メディケア（米国の公的医療保険）登録者の20％に及ぶ膨大なサンプルデータと全米の病院資源の分布の関連性を分析した研究がある。

その結果は驚くべきものだ。人口あたりの病床数には全米で最大2倍の格差があり、病床の多い地区の住民は入院する可能性が最大30％高かった一方で、死亡リスクにはまったく関連していなかった、というのだ。

簡単に言えば、アメリカでは病床の多い地区と少ない地区では2倍もの差があるのに、どの地区でも死亡率には差はない。でも、病床の多い地区の住民は30％多く入院する、ということだ。こうした傾向は人種や所得グループで一貫していたという。

この研究は、まさに夕張で起こったことそのものではないか。

これはアメリカの研究だが、次に示すように日本でもまったく同じことが言える。
次ページのグラフを見ていただきたい。
このグラフは、以下のことを示している。

・日本の医療現場では県によって人口あたりの病床数が2~3倍も違うこと
・病床が多い県ほど県民1人あたりの入院医療費を約2倍も使っていること

このグラフを見れば「病床が減ったら医療費が下がるのは当たり前」というのは自明の理だ。

そして、先ほどの「病院の存在」と「住民の死亡率」に因果関係がないという説のとおり、これだけ病床数に違いがあるのに、病床が多い県ほど死亡率が低いわけではないこともわかっている。

医療システムのデザインが間違っている

病院の存在は人々の健康にはたいして影響しないのに、数が多ければ多いほど医療費

入院医療費と病床数の関係

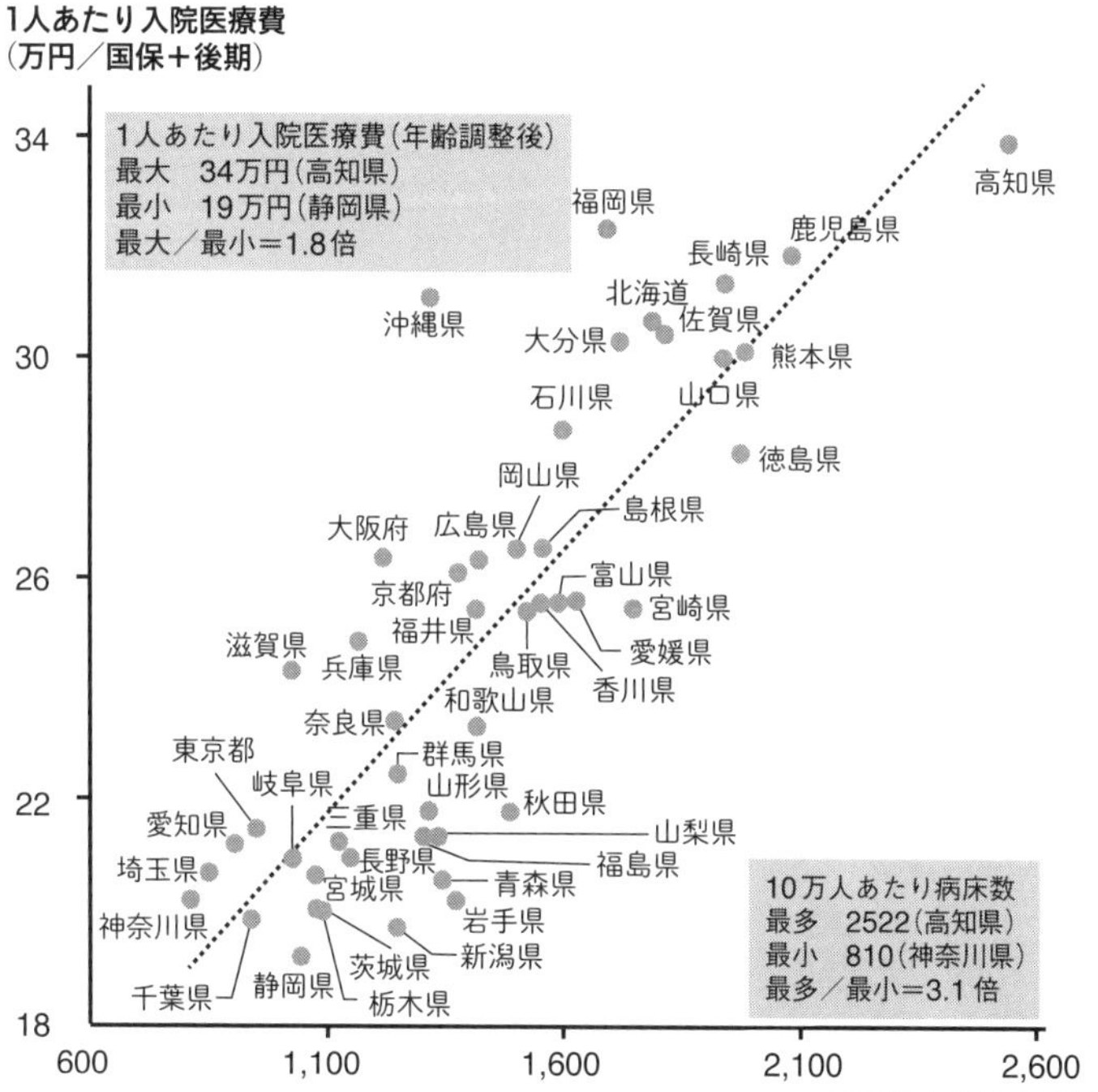

出典：財政制度等審議会 財政制度分科会 議事要旨等／平成30年10月30日(資料2)

が増える？

私は衝撃を受けた。

世間では医療費が増え続け国家財政を圧迫するまでになっているし、全国的に医師不足の問題も指摘されている。でも、その解決策はすでに見えているのではないか？膨れ上がる医療費が問題なら、世界一多いと言われる日本の病院・病床を減らせばいい。

病院・病床が減れば医療費が減るのはわかっているわけで、しかも病院・病床の減少は住民の健康にはなんの影響も与えない。

病院・病床が減り、医療費が減れば、それだけ医療の供給量が減るということで、それは医師の仕事が減るということだ。これで医師不足の問題も解決してしまう。

地域に病院がないと住民の健康が維持できない？

先のデータを見れば、そんなことはないことは明白だ。

でも、以前の私がそうだったように、国民のほとんどはこの事実を知らない。

じつは、日本は人口あたり世界一の病床数を持っている。これは米英の約5倍もの数だ。また、ＣＴ／ＭＲＩの人口あたりの保有数も世界一で、こちらは米英の約10倍だ。

外来受診も世界2位である。日本はそれほど医療の供給量が多い国なのだ。

しかし、それにもかかわらず、それは国民の健康度にはなんの関係もない。数々のデータを見ればそれは明らかだ。

こうした状況で叫ばれる「医師不足」や「医療費問題」とはなんなのだろうか？

そもそものシステムのデザインそのものが間違っているのではないか。私はそう考えるようになった。

じつはこの事実を知ったとき、私は愕然とすると同時につらい気持ちになった。

それまで、医師として目の前の患者さんに対して全力を尽くしていれば、必ず国民全体の健康と幸福に寄与することになると信じていたのに、それが間違っていたことに気づかされたわけだ。

このときの私は、医師をやめてラーメン屋を始めようかな……とはさすがに思わずに、今後はこの事実を伝える仕事に重きを置こうと決意した（少しだけ大人になったのだ）。

その後、私はいろいろな医療の姿を学んだ。その中でもヨーロッパ（特にイギリス）の「家庭医療」と宇沢弘文先生の「社会的共通資本」には非常に感銘を受けた。

イギリスでは夕張で行なわれていたような地域密着・患者中心の医療が「家庭医療」という名で国全体に広がっていた。

日本では「家庭医療」はまだまだ認知されていない。「総合診療」や「プライマリ・ケア」というのもほぼ同様なものだが、それについてもなじみは薄い。

しかし、ヨーロッパや北欧など先進各国では地域の医療といえば「家庭医療」のことを指すことがほとんどだ。「子どもから高齢者、急病から老衰の看取りまでどんな困りごとにも対応してくれる地域のかかりつけ医」のようなイメージといえば理解していただけるだろう。

この家庭医療（プライマリ・ケア）は、ヨーロッパでは当たり前に各地域に配備されていて、WHO（世界保健機関）でも「地域医療の中心的存在」として大いに推奨されている。世界では、日本よりも病院・病床が非常に少ない代わりに、こうした地域密着の医療が根付いているのだ。

そこでは、医療機関の利益中心ではない「公的」な医療が行なわれる。そして、過剰でも不足でもない医療を住民に提供している。

イギリスの医療機関には支払い窓口がないという。すべて税金で運営されているからだ。

そこには患者を増やそうという発想はない。

一方、日本の病院は、病院経営を維持するために常に満床を目指して運営されている。これでは患者が減るわけがない。

病床がイギリスの5倍もあって、感染者数・死者数も何十分の1なのに、コロナで医療崩壊が叫ばれている日本の医療体制の裏には、そもそもこうした根深い問題が内在していたのだ。

また、イギリスではいきなり総合病院・専門病院には行けない（国民全員が登録しているそれぞれの家庭医からの紹介がないと大きな病院にかかれない）。それなのに、じつに90%の国民が「家庭医」の診療に満足しているのだ。

一方、多くの研究で、総合・専門病院への受診が容易な日本人の医療への満足度が非常に低く、医師への信頼も低いことが示されている。

この違いはいったいなんなのだろうか。日本人が当たり前だと思っている日本の医療体制は、果たしてこのままで大丈夫なのだろうか。

日本の病院で起こる「バカげたこと」

こうしたイギリスと日本の医療の違いを考える上で、「医療は社会的共通資本であり利潤追求の対象として市場的な条件によって左右されてはならない」という宇沢弘文先生の主張は非常にこれと親和性が高く、のちに私の理論的支柱となった。これについてもできるだけわかりやすく説明しておこう。

病床が増えるほどに医療費が増えるという日本医療の諸問題が凝縮されたグラフを前掲した。

その問題の根底には、医療という業界、また病院の経営というものを市場原理に委ねてしまった「医療の市場化」があるという。

宇沢先生は、医療や教育・警察・消防などの国民の基本的な生活に関わる制度インフラは「社会的共通資本」という社会全体の共通資産であり、だからこそ利潤追求の対象として市場的な条件に左右されてはならない、と主張している。

そもそも医療の原資の大半は「国民健康保険」や「税金」など、国民みんなから集めたお金だ。みんなから集めたお金を病気やケガで困った人たちに使うわけだ。この構造は警察や消防と同じである。警察も消防も、国民から集めた税金を使って、犯罪や火事などで困っている国民に対してそのサービスを提供している。

では、警察署が自署の利益を求めて有料の自宅警備サービスを売り出したり、消防署が自署の利益を求めて出動件数増加を目指したりするとしたらどうだろうか。

そんなバカげたことはない、と多くの人が一笑に付すだろう。

しかし、日本の病院では「そんなバカげたこと」が行なわれているのである。

実際、世界一多い病床数を誇るがゆえに、ふだんから空床になりがちな日本の病院では、自院の収益確保のために患者を集める「集患」が当然のように行なわれている。「集患」の対象となるのは高齢者だ。高齢者は複数の疾患を抱え、次第に要介護状態となり、最終的に死に至る。

その過程において、どの時点で入院になるか、その判断にはグレーゾーンが非常に大きい。

本人の状態や思い・家族の介護力など総合的な判断で決まるというのが一応の建て前だが、医療・介護の素人である患者側の発言力は多くの場合で弱いと言わざるを得ない。

医師をはじめとした医療・介護従事者の判断が優先されがちである。特に、高齢者住宅や老人ホーム・介護施設ではこの傾向が強い。

患者を確保したい病院側にしてみれば、病院グループ内の高齢者住宅や介護施設に入所している高齢者は、常に「入院予備軍」として確保されているわけである。

そういうわけで、「病院にお金を貸し出す銀行」や「病院経営のアドバイスをするコンサルタント」が病院に高齢者住宅と介護施設の併設、連携運営を強く勧めるのは、今や常套手段となっている。

ふだんは高齢者住宅や施設で生活してもらい、その間も病院から在宅医療を行ない報酬を得ることができる。しかも在宅医療の診療報酬は外来診療よりかなり高く設定されている。少し病状に変化があれば病院に送る。高齢者住宅や施設によっては、「37・5度以上の発熱のときは救急車で病院に搬送」というマニュアルが作られているところもある。

高齢者だから軽い風邪でも命取りになるかもしれない、というもっともらしい理由をつければなんとでもなるのだ。もっと言えば、「検査入院」という名目で順次入院させることだってできる。病院の都合で、入院患者数はかなりの部分、調整できるのである。

これが「集患」の実態であり、こうして世界一を誇る日本の病床は順次埋まっていくのである。逆に、このように〝努力〟して満床を維持していかなければ、日本の病院は経営が維持できないシステムなのだ。

こうして日本中の病院で常に満床を目指した経営が行なわれているため、コロナ禍では全病床の数％しかコロナ対策に回せないという皮肉な事態に陥ったのである。

患者側は医療の素人だ。医者から「あなたにとってこの治療が必要なのです」などと言われれば、それを拒否できる人はごく少数だろう。じつはこれほど「収益確保」がしやすい業界はほかにないのである。

「まさか日本の医者が医療を押し売りするなんてありえない」と思われるだろうか。

残念ながら、それは幻想だ。

たしかに、個々の医師にそのような意識はない場合がほとんどだろう。

ただ、多額の借金を抱えて病院を建てた経営側にしてみれば、借金を滞りなく返済するためには、常に「集患」し、「満床」を維持することが最大の命題となる。それが市場原理なのだ。

満床を維持するためにもっとも効率がいい手法は、患者予備軍としての高齢者を確保することだ。

若者は、入院が必要な病気になることはあまりない。しかし、高齢者は、高血圧・糖尿病・骨粗鬆症から始まり、脳卒中・心筋梗塞・認知症・圧迫骨折など、複数の病気を抱えている方がほとんどである。

そのような人たちにとって「入院」か「自宅」か、その判断のおおよその部分はグレーゾーンである。入院でも施設入所でも在宅療養でも、どちらに転んでも間違いではない。

それならば病院としては、「満床を目指して入院を勧めよう」という経営判断になりがちだ。

実際に医療の現場で病院経営陣から「病床を埋めよ」という指示が出るのは病院医療の日常風景である。医師が入院患者を1人増やしたらそのつど臨時ボーナス○○円という病院もある。

病床が増えるほどに医療費が増えるという事実の裏には、こうした日本の医療の〝不都合な真実〟が隠れているのだ。

私は九州の鹿児島県を拠点に、執筆・講演活動をしたりしつつ、今も救急医療・在宅医療の現場にいる。

夕張の次の地を鹿児島に選んだのは、特に大きな理由があったわけではない。強いて言えば、妻の地元・宮崎に近いこと。また、在宅医療の世界で著名な中野一司先生（ナカノ在宅医療クリニック）からお誘いいただいたこと。さらに人口あたりの病床数で全国2位という病院の多い地での医療全般を見てみたいこともその理由だった。

そうした鹿児島での活動の中では、「この病院は素晴らしい医療をしている」と思うこともある。若い人の急な病気やケガ、重い症状など、そんなときに今の急性期医療が大きな意義を持っているのは間違いない。

一方で、今の在宅医療はもちろん、救急医療でさえ、患者の大半は高齢者だ。日本の医療の大部分はもはや慢性期医療という名の「高齢者ビジネス」になってしまっているのだ。そしてその医療の現場で接する高齢者の方々の多くには笑顔がない。

現在の医療システムは本当に高齢者のためになっているのだろうか。

医療現場の高齢者の実情に関係なく、報酬要件を満たし収益が発生する限り、医療・介護サービスの提供はなんの疑問もなく継続されていく。

また一方で、そんな医療・介護の世界とは無縁で、高齢独居にもかかわらず地域の人間関係の中でいきいきと生活している方もいる。高齢独居で最期まで自宅で自分の生活を堅持する方もいる。

そんな日本の医療現場の複雑な現実や矛盾に、なんとか一石を投じたいと思い、いま私はこの原稿を書いている。

第3章

目を覆いたくなる現場

麻痺していく感情

以前、ＳＮＳでこんなことをつぶやいた。

【骨折後なのでリハビリをしましょうね、とおばあちゃんに言っていたら、施設スタッフがコソッと「骨折前みたいに徘徊したら困るのでリハビリはなしで…」と。マジで言ってるのかな？】

このつぶやきには非常に大きな反響があった。

たとえばこんなコメントである。

「そんな話あり得ない。許せません！」

多くはこんな感じの意見だった。

しかし、その一方で、

「施設も人手不足だし、仕方ない面もある」

という意見もあった。

介護現場における日頃の葛藤が目に浮かぶような複雑な思いがした。

私も研修医時代、呼びかけにほとんど反応もなく、寝たきりで胃ろう、手足を拘束……そんなおじいちゃんおばあちゃんが病棟を埋めている現場で働いていた時期があった。

今でもそんな病院はたくさんある。高齢者施設でもそうだ。


ある中等度認知症のおばあさんは、食事を誤嚥したことによる発熱（誤嚥性肺炎）を何回か繰り返した後、病院と施設から胃ろうを入れることを勧められた。

研修医だった私は、本人の気持ちを聞いてみようとベッドサイドに行ってみた。私が問いかけると彼女は言っていいのか迷いながらこうつぶやいた。

「本当はお腹に穴を開けるのは嫌なんですよ。でももう決まってしまったことですからねえ」

背筋を伸ばし、重ねた両手を上品に膝に置きながら座るその姿は気品を感じさせた。

あれこれ話を聞くうちに私を信頼してくれたのか、そのうちにこう続けた。

「できれば一度は自宅に帰って、あれこれ済ませておきたいものがあるんですけどね。それもなかなか難しいし」

胃ろうの穴を開けられた彼女はその3カ月後、寝たきりになった。声は細くなり、綺麗にまとめられていた髪は日に日に乱れていき、あの気品は見る影もなくなっていた。

誤嚥性肺炎を防ぐという名目で開けられたお腹の胃ろうの穴。それにもかかわらず彼女は何度も誤嚥性肺炎を繰り返した。

その1年後、彼女は長期入院の末、亡くなった。一度は自宅に帰りたいという彼女の希望はついに叶わなかった。

また別のおじいさんは、3年間病院で寝たきり状態だった。

入院したのは、畑で転んで骨折し救急車で運ばれたことがきっかけだった。その後、病院での生活に張り合いをなくしたのか急に気力を失い、リハビリにも力が入らず、まもなくして寝たきりになった。

私が彼に出会ったとき、すでに彼の喉には気管切開の穴が開いていた。24時間寝たきりで声も出ない。それでも意識はある。食事は胃ろうの管から注入されるだけで口からは何も入らない。

24時間ただただ白い天井を見つめるだけの生活だった。喉に挿入されている管の交換作業をするとき、彼はいつも私をじろりと睨んだ。その視線はまるで私の向こうにある宇宙を見ているかのようにひどく乾いたものだった。私は彼の視線に耐えられず、目を合わすことができなかった。

彼らの多くは自ら望んでそうなったわけではない。

かといって、自らの人生やその最期についての意思を明確に持っていたわけでもない。

こうした方々に対してわれわれ医師は「医療でやれることはすべてやって、なるべく長く生きてもらう」という方針を取るのが一番手っ取り早い。

さらにそれは病院経営にも資する道であり、院内の誰もが反対することのないもっとも無難な道だ。

飲み込みが悪くなれば、腹部に胃ろうを入れ、栄養を直接送ればいい。

呼吸が困難になれば、人工呼吸器をつないで肺に空気を送ればいい。

腎臓が機能しなくなりおしっこが出なくなってきたら、人工透析で血液を濾過すればいい。

寝たきりでトイレに行けなくなったら、おむつに排泄してもらえばいい。

こうして多くの高齢者が、彼らの意思とは関係なく、医療のベルトコンベアーに乗って、望まない未知の世界へ運ばれていくのである。

そんな目を覆いたくなるような現実を横目に、自分はそれに対して何もできず、それでも淡々と目の前の業務をこなさなければならない。それが研修医である私の生活だった。

こうした環境の中、医師の業務をこなすことを求められていた研修医時代、私の頭の中では常に2つの思いが交錯していた。

「この人たちはどう思っているんだろう？　どうしてこんなことになっているんだろう？　こうした状況は誰が悪いんだろう？……」

「高齢になったら寝たきりになることもある。それは仕方ない。それに現場は人手不足なのに限界までケアをしている。これが精一杯のケアなのだ……」

相反する2つの思いが24時間常に頭の中をぐるぐる回っていた。

そして、仕事をこなし生活しているうちに、だんだん気持ちが麻痺してくる。

つまり「なぜなのか？」という疑問が、「仕方ないことだ」という現実に塗りつぶされていく。意図的に塗りつぶしているわけではない。麻痺という感覚に近い。そうした光景が日常的になりすぎて、疑問を感じなくなってくるのだ。

もしかしたら、そのまま麻痺し続けた日常を生きられれば、死ぬまで幸せにすごせていたのかもしれない。

しかし幸か不幸か、私はその葛藤の答えを見つけに夕張に行ってしまったのだ。

徘徊か、ただの散歩か

夕張で私は衝撃的光景の数々を目にすることになった。

時田さんは80代で重度認知症のおばあちゃん。

今の自分のことさえもほぼわかっていないが、足腰がしっかりしているから毎日徘徊する。もし都市部に住んでいたら、家族もお役所も「まず在宅生活継続は無理」と判断し、施設入所を勧めるであろう。ふつうに考えれば介護も見守りも大変だ。お子さんたちは遠方にお住まいで、たまに帰ってきては時田さんの様子を心配していた。

それでも、時田さんは自宅で独居していた。そして驚くべきことに、昔から続いている小さな商店も変わらず毎日営業していたのだ。さらに雪が降れば自宅の前だけでなく、スコップを片手に近所中雪かきして回っていた。

時田さんは「今のこと」「今日食べたご飯」なんかはすぐに忘れてしまう。しかし、子どものころからやっていた「雪かき」や「店番」、昔から歩き慣れた近所の道などはしっかりと覚えていたのである。

そんな時田さんを、地域の人たちも医療・介護の関係者たちも「本人が困っていないならそれでもいいよね」くらいの軽い気持ちで見守っていた。

もちろん、みんな、彼女が認知症であることくらい百も承知。それでも彼女を「認知症のおばあさん」としてではなく、「昔からお世話になっている時田さん」として見ていた。だからこそ徘徊していてもなんとなく見守ってくれていたのだ。

当の本人もあまり困っている感じはなく、とても落ち着いていた。都会では大問題になる徘徊が、私にはただの散歩のように見えた。

認知症といえば、「何もわからなくなる」というイメージがあるかもしれない。たしかにできないことも次第に増えてくるのだが、周囲が適切に対応するだけでできることはたくさんあるものだ。

認知症の人は近い過去から順番に記憶を失っていく。だから、昔の記憶、つまり子どものころ、若かりしころの記憶や長年の習慣はしっかり残っている。一方で、今何をしたか、昨日どこにいたか、先週誰と会ったか、そういうことから忘れていくのである。そして、それに不安を感じて困っているのである。だからこそ何かを探して徘徊してしまったり、「財布をとられた」などと誰かを悪者にしてその不安をごまかそうとしているのだ。

認知症では人格や性格は最期まで保たれることがほとんどだ。人格や性格は変わっていないのだから、「自分が周囲の迷惑になっている」という感覚にも敏感だ。

そんな不安で困っている人に対し、周囲の人が「また変なことをしている」というような対応をとれば、彼らはさらに不安になり、さらに困ってしまう。

そして不安で困った末、暴れたり大声を出してしまうのである。これを世間は「問題行動」と呼ぶ。

周囲の対応が改善しなければ彼らは困り続ける。そして「問題行動」は延々と続く。するとどうなるか？

彼らは「問題行動」のある患者として高齢者施設へ収容される。そこでも問題が頻発すれば精神科病院へ送られることすらある。

そこで待っているのは隔離と向精神薬による鎮静（ドラッグロックという一種の身体拘束）だ。

私が夕張に行く前に経験した、都市部の介護施設で暮らす、80代の三宅さんのケースを紹介しよう。

三宅さんは「帰宅願望」という問題行動のある患者さんとして高齢者施設のスタッフを大いに悩ませていた。

施設に入るまでは独居の自宅で庭づくりなどを楽しんでいたが、軽度の認知症があり、たまに近所を徘徊するようになった。遠方に住む息子さんが心配して、介護施設への入所を決めた。

その施設は私が勤めていた医療機関によって経営されていたので医療との連携もバッチリ。医師やケアマネさんに勧められての決断だった。

そんな経緯で施設に入所した三宅さんだったが、施設で直接話を聞くと、彼は口を開くたびにこんなことを言った。

「騙されてここに連れてこられたんです。花見に連れてってやると言うから息子の車に乗ったら、着いたのがこの施設。先生、お願いだから家に帰してください」

私は月に数回、それも数十分しか施設を訪れない一介の医者だ。医療的な問題でもない限り施設のやり方に口を出す権限はない。

もし私が口を出したとしても施設スタッフから嫌がられるだけで何も改善しないだろう。たまにしか来ない医者が〝上から目線〟で正論を押し付けたところで、毎日の業務に明け暮れ疲れている施設スタッフの共感・協力が得られるはずもない。

それでも三宅さんは私に会うたびに同じことを訴えた。

「先生、私を家に帰してください。お願いです」

そう言って両手を合わせて拝み倒される。

三宅さんは足腰も達者なので、何度も脱走まがいの騒動を繰り返した。

施設にとって三宅さんは問題行動を繰り返す〝厄介な高齢者〟だった。

脱走するたびに施設職員に連れ戻され、叱られる。そのたびに彼は落ち込んでいた。

私は何も言わず、そっと三宅さんの手を握ることしかできなかった。

それから数カ月すると、三宅さんは脱走騒ぎを起こすこともなくなり、落ち着いた。「帰宅願望」に悩まされていたスタッフたちも胸をなでおろしていた。

とはいえそれも施設になじんで安心して暮らせるようになったというより、何を主張しても無駄だと悟ったあきらめに近い感じだったかもしれない。私がかつて感じた麻痺に近い感じであろう。私と接していても、口数は少なくなり、「帰りたい」と訴えることもなくなった。


時田さんと三宅さん、いったい何が違うのだろうか。

どうして2人の生活の質、いや人生の質がこんなに違ってしまうのだろう。

私は夕張での生活の中で、診療の中で、大いに悩んだ。

もちろん、地域によって人々の生活文化も違う。医療や介護の充実度だって、前述のような認知症対応の技術だって違う。私が「きずな貯金」と呼ぶ「地域の人たちのつながり・ネットワーク」だって大きく違うだろう。

でも、そうした地域性とか医療・介護の質などでは片付けられない決定的なポイントがあるような気がしていた。

そんなとき、私はある大きな失敗を経験した。

そしてそれによって、この2つのケースにおける根本的な違いに気づくことになる。

「助けてくれ」なんて一言も言わなかった

小野さんは慢性の肝臓病で長く外来に通われていた夕張の80代のおばあさんだった。

病気は一進一退で徐々に進んでいたのだが根本的な治療法はなく、なるべく進行しないように経過を見るしかないという状態だった。

そんなある日、小野さんの病気が急に悪化した。それまでは元気に畑にも出て、外来にも通われていたのに、顔色は黄色くなり、家で寝込んでいるというのだ。

私は往診し、入院を勧めた。根本的な治療法はないとはいえ、CTとかエコーとかで検査し医療的な処置をすれば、つらい症状や黄疸《おうだん》を取れる可能性は十分にあるからだ。

しかし、小野さんは家にいたいと言う。隣にいる旦那さんは黙っている。とりあえずその日は採血だけをして帰った。

診療所に帰り、血液を検査に出すと、案の定、数値は急上昇していた。どう考えても命の危険さえあるレベルだ。

「このまま放ってはおけない！」

私はすぐさま小野さんの家に行き、札幌の大きな病院で検査・治療してもらうことを提案し、半ば強引に救急車に小野さんを乗せて札幌の総合病院に救急搬送してもらった。小野さんの命を救うために必死だった。

その1カ月後、残念ながら小野さんが札幌の病院で亡くなったと聞いた。

それを伝えてくれたのは彼女の旦那さんだった。旦那さんがそのとき言った言葉は、私にとって一生忘れられないものとなった。

「あいつは札幌の病院で最後の最後まで、夕張に帰りたいって言っていた。家にいたときから、もう自分の命のことなんてとっくにわかっていたんだ。だから家でもつらいとも苦しいとも言わなかった。『助けてくれ』なんて一言も言わなかっただろ？　どうして本人の気持ちを聞いてくれなかったんだ？　どうして最期まで夕張の家で診てくれなかったんだ?」

私は脳天を撃ち抜かれたような衝撃を覚えた。

それまで迷いながらもとりあえずは一方向を指し示していた医師人生の舵取りコンパスが、突然ぐるぐる回りだしたように感じた。

「どうして本人の気持ちを聞いてくれなかったんだ?」と彼は言った。

そうなのだ。私は患者さんの思いを何一つ聞いていなかったのである。

いや、言い訳はいくらでもできる。だって、私の判断は医師としては間違っていなかったのだから。

たしかにその判断は医師としては間違っていなかった。医師が１００人いたら、99人は同じような対応をするだろう。

しかし、今の私は、そのときの自分が根本的に間違っていたと断言できる。

それは、患者さんの人生の大きな決断に際し、医師としての判断のみを重視し、患者さん本人の思いを軽視した、いや、もっとはっきり言えば聞こうともしなかったからだ。

われわれ医師は現代の先進医療などを使って多くの命を救うことができる。だからこそ、医療従事者の判断は時としてその他すべての意見を消し去ってしまうくらい大きな力を持つのだ。小野さんのケースがまさにそれだ。

しかし、患者さんの人生は患者さん本人のものなのだ。

病気を治すのか治さないのか。

命の終わりをどう迎えるのか。

医療を使って命を永らえたいのか、命が短くなってもいいから好きなことをしたいのか。

そんな人生の大きな決断の決定権は、医師にあるのではない。本人にあるのだ。

当たり前のことだが、私は医療業界の常識に染まり、そのことをすっかり忘れていた。

本人の思いも聞かず、医療的な正解を優先して決断してしまったのだ。その一点で、私は大いに責められるべき大失敗をしてしまったと言える。

この大失敗は、私の医師人生の価値観を大きく変えた。そして、「大きなポイント」に気づいてしまったのだ。

「都会の病院で寝たきりのお年寄り、施設で『家に帰してくれ』と拝み倒しているお年寄りたちは、いちばん大事な本人の気持ちを聞いてもらっていないのではないか。医療・介護の専門職の理論が自動的に優先されてしまっているだけなんじゃないだろうか」

病院では、寝たきりのお年寄りの「本人の思い」を聞くことよりも、「医療的な管理」のほうが優先されている。

施設で「家に帰してくれ」と私に拝み倒した三宅さんの思いを押しつぶしたのは「医療的な管理」であり、それを望む「周囲の事情」だった。

一方、夕張で元気に徘徊していた時田さんには、家族も医療・介護関係者も、これといって特別なことをしているわけでもなく、自然に本人の思いを尊重していた。

それ以来、私は何より先にまず本人の思いを聞くことに最大限の努力をするようになった。

「ハラのパイプをひっこぬいてください」

鹿児島では運良く、小齊平《こさいひら》智久医師と一緒に、患者さんの胃ろうを抜去したり、専門医から勧められた気管切開を取りやめたり、そんないろいろな取り組みもできた。

小齊平医師は、「鹿児島医療介護塾」という勉強会で知り合った療養病院の副院長

（当時）である。彼もかつての私と同様に病院医療の常識と患者さんの生活や幸福とが合致せずに悩みの中にいたようだった。私はその病院で非常勤勤務をしながら、彼とともに診療をすることで、悩みを共有しながらともに歩んだ。

ある日、小齊平医師の病院に脳卒中の患者が入院してきた。その患者は私たちに向けて筆談でこう主張した。

「先生へ、ハラのイロウのパイプをひっこぬいてください」

私たちはそのあからさまな告白に言葉を失った。

「ひっこぬく」という表現には、胃ろうなどの医療に対する明らかな嫌悪感が込められている。

どうやら彼は、自宅に帰るために胃ろうが必要と説得されて胃ろうに同意したのに、送られた先はこの病院だった、騙された、と主張していたのだ。その上でいま私たち医師に「胃ろうを抜け」と言っているのだ。

悩みに悩んだ結果、私たちは彼の胃ろうのパイプを抜いた。結果として彼は自宅に戻ることができた。彼は大いに喜び、私たちが自宅を訪問したときも満面の笑みを見せてくれた。

しかし、その後、彼は最期まで胃ろうからの栄養補給を拒否しながら、肺炎を併発し亡くなった。


また、こんな事例もあった。

重度の認知症で胃ろうから栄養補給されていた高齢女性。病院に長期入院していたのだが、その家族から「口から食べずに胃ろうで生きているのは母の本来の希望ではないのではないか？」と相談があったのだ。

小齊平医師は、その相談に真摯に耳を傾けた。そして多くの病院スタッフとともにこの問題を共有し、家族とともに会議を開いた。反対するスタッフもいたが、まずは口からできるだけ食べることを試みようということになった。

すると彼女は次第に口からの食事ができるようになり、結果胃ろうのパイプも抜けた。出身である奄美大島の名物「鶏飯《けいはん》」。彼女はそれを「これが本当のご飯だよ」と言ってぺろりと平らげた。

しかし、やはりその後、食は細くなり、彼女は胃ろうからの栄養を受けないまま亡くなった。

この取り組みは2015年にNHKの「ニュースウオッチ9」の全国放送で取り上げられ、話題となった。

胃ろうを抜く?

果たして医師としてそれでいいのだろうか?

当の私たちも大いに迷うこともあった。

事実、NHKで取り上げられた事例は「胃ろう外し」の悪例として多くの医師から「それは医師として間違いだ」「胃ろうは邪魔にならないんだから抜かなくてもいい」という指摘を受けた。

そう、医学的には私たちのしたことは間違いなのだ。

だって「胃ろう」自体は悪者でもなんでもなく、ただの便利な道具。邪魔にもならない便利な道具の「胃ろう」を外す必要なんて何一つないのだから。

でも、私たち医師の持つ「医学的正解」と、患者さんや家族が長い間紡いできた「人生の正解」は別物であることも多い。お腹に「胃ろう」の穴が空いていて器具が残っていること自体に精神的苦痛を感じる方もいる。

私はかつて、「医学的正解」にばかり目を向けて、患者さんの思いを軽視した結果、取り返しのつかない大失敗をした。

私はその失敗に運よく気づけたが、もしこれがもっと若い時期だったら気づけなかったかもしれない。いや、気づきそうになったとしても、「自分のやったことは医学的に間違っていない」と自分に言い訳をして、疑問にフタをしていたかもしれないのだ。

そもそも夕張という土地でなければ、小野さんの旦那さんがそれを伝えてくれることすらなかったかもしれない。

患者の思いにアプローチする「覚悟」と「技術」

医師が医学的正解の方向にばかり舵をとり、患者さんの思いを聞くことすらしなかったらどうなるのだろう。

その姿はすでに今、療養病院などの慢性期病院で現実のものとなっている。

飲み込みが悪くなれば腹部に胃ろうを入れ、呼吸が困難になれば人工呼吸器をつなぎ、腎臓が機能しなくなれば人工透析で血液を濾過する。それ自体は決して悪いことではない。それらはすべて〝便利な道具〟なのだから。

しかし、問題は、それを選んだのが患者さん本人かどうか、ということだ。患者さん本人が覚悟を持ってその選択を行なう。それと同じくらい、医師側、医療側にもその思いにアプローチする覚悟と技術が必要なのである。

患者側も医療側も、双方がそれをきちんと認識していないと、結局多くの高齢者がベルトコンベアーに乗って、望まない医療の世界へ運ばれていくことになる。


認知症だからもう「本人の思い」なんて聞けない？

そんなことはない。ちゃんと本人と向き合えば、本心を聞けることが数多くある。簡単にあきらめてはいけないのだ。

重度の認知症でそれが難しい人もいる。しかし、そうしたおじいさん・おばあさんにだって元気な時代、いきいき暮らしていた時代があったのだ。家族はそれを知っている。われわれは、そんなご本人と家族の物語をしっかり傾聴し、気持ちに寄り添っているだろうか。

そんな面倒なことをしていたら人件費やコストがかかりすぎる？

そんなことはない。事実、夕張市ではその後、高齢者1人あたりの医療費は大きく低下している。

当然だ。本人の意思に関係なく全員に延命治療をしていたら医療費だってかかるのだから。

本人の意思に関係なく、認知症の人を全員施設に隔離・収容していたら、本人は「騙された」と暴れるし、そんな事例に対応させられるスタッフも疲弊する。結果、人件費も管理コストもかかってしまう。

今世界で注目されている神奈川県藤沢市の「あおいけあ」(後述)、そして前述の鹿児島県の「いろ葉」などの介護施設はこれとは真逆の世界を目指している。

つまり「隔離・収容はしない、自由にしてもらう」という世界だ。

そもそも介護されたい人など一人もいない。隔離・収容されたい人だって一人もいない。

認知症のお年寄りは記憶の保持が困難なことで「困っている」だけなのだ。

人格が壊れるわけでもないし、問題のある人でもない。わからなくなっていることをまわりの人が気づいてくれないので「困っている」だけなのだ。「困っている」がゆえの行動を問題行動と決めつけられ、「困った人」として扱われてしまう。それでまた困ってしまう。まさに悪循環である。

小規模多機能介護施設「あおいけあ」の加藤忠相氏はこう言う。

「ケアの最終ゴールは人間関係・信頼関係の構築である」

そこに向かってさえいれば、お年寄りの「困っている」ことにもすぐに気づくことができるし、少なくとも「困った人」というレッテルを貼って施設に閉じ込めて終わり、にはならない。

ケアスタッフが注意深く見守り、記憶の部分を補ってあげさえすれば、ふつうの穏やかな生活へ戻れるのだ。

そのためには「人間関係・信頼関係の構築」がベースになければならない。これが加藤氏の主張なのである。

たとえば「あおいけあ」にはこんな事例がある。

80代で独居の女性、子どもとは死別しており、親類縁者はほぼいない。次第に認知症が現れてきて、ゴミ出しや掃除が難しくなり、自宅が徐々にゴミ屋敷になっていった。

近所からクレームが入り、行政機関が立ち入ろうとするも本人はすべてを拒否。近所の人も役所の職員も追い返されてしまう。

通常であれば、なんとか説明して介護施設に入ってもらうとか、もういっそ精神科病院に入院してもらうといった強硬策を取るしかないところだろう。

しかし、本件の相談を受けた「あおいけあ」の対応はこうだ。

介護職員を2人に限定し、「信頼関係」の構築を目的に日々訪問することとした。決してゴミ掃除や介護施設へ入所させることが目的ではなく、あくまでも目的は「信頼関係」の構築だ。

最初は玄関での挨拶から立ち話。認知症の人も「この人はいい人、この顔は大丈夫」といった良い感情は記憶に残りやすい。

次第に打ち解けてきたら、今度は「地域の掃除をしたいのだけど人手が足りなくて困っているんです。手伝ってくれませんか？」と誘ってみる。

認知症はあっても足腰に不自由のない彼女は「あなたがそう言うなら」と外に出てくれた。

掃除のあとで「ありがとうございました。汗をかいたでしょう？　一緒にお風呂に入っていきませんか?」と誘ったところ、「あんたが言うならそうしようかね」と1年ぶりのお風呂に入ってくれた。

「あおいけあ」ではこうして良好な信頼関係を築いていく過程で、介護現場で問題となる諸々の問題を解決していくのである。

認知症高齢者は決して「困った人」ではない。できないことはあるけどできることもたくさんある。

信頼関係をベースに、できないことだけをさり気なくサポートしてあげれば、じつは自宅や地域でふつうに生活ができる認知症高齢者も多いのである。

彼女の場合も、施設や病院に無理やり収容していたら、おそらく社会全体で負担するコストも増大していただろうし、なにより本人の幸福を大きく損なっていただろう。

「あおいけあ」では、「人間関係・信頼関係の構築」をした結果、何が起こったか。

認知症の高齢者の方々が元気になるのである。

もちろん記憶の障害は変わらずある。しかし、それによる不安は解消できるのである。

「あおいけあ」では、介護を受ける高齢者だけでなく、家族も、スタッフもみんなハッピー、そんな世界が実現できているのだ。結果として「隔離・収容の管理コスト」が不要であることを見事に証明してくれているのだ（詳細は、加藤忠相氏と私の共著『あおいけあ流介護の世界』（南日本ヘルスリサーチラボ）を参照いただきたい）。

「終末期医療の現状はこれで仕方ない」「高齢者介護の現場は多忙で仕方ない」とあきらめる前に、「患者さんの思い」を第一に、「人間関係や信頼関係」を見直してみてはどうだろうか？

その先には、「高齢者も家族もスタッフもみんなハッピー」という世界があるのかもしれない。そしてそれは「コストがかからない」世界でもあるはずなのだ。

第4章

医療の限界は超えられる

日本人の孤独度は世界トップクラス

先日、ＳＮＳでこんな記事が話題になっていた。

「孤独は喫煙と同じくらい健康リスクがあるとの研究結果」

孤独と喫煙が同レベルで健康に悪い？

本当だろうか。しかしこの研究、じつは２０１０年とちょっと古めのもので、すでに広く知られているものなのだ。

２０１４年に発行された『友だちの数で寿命はきまる～人との「つながり」が最高の健康法』（石川善樹著、マガジンハウス）という本でもこの研究は詳しく掲載されている。

同書によると、この研究は２０１０年にアメリカのブリガム・ヤング大学のホルトランスタッドという研究者によって行なわれた。

20世紀と21世紀に行なわれた１４８の研究（総勢30万人）をメタアナリシス（複数の研究結果を統合）した結果、「タバコを吸わない」「お酒を飲みすぎない」「運動をする」「太りすぎない」といった項目よりも、「つながり」があることのほうが寿命を長くする

寿命に影響を与える要因

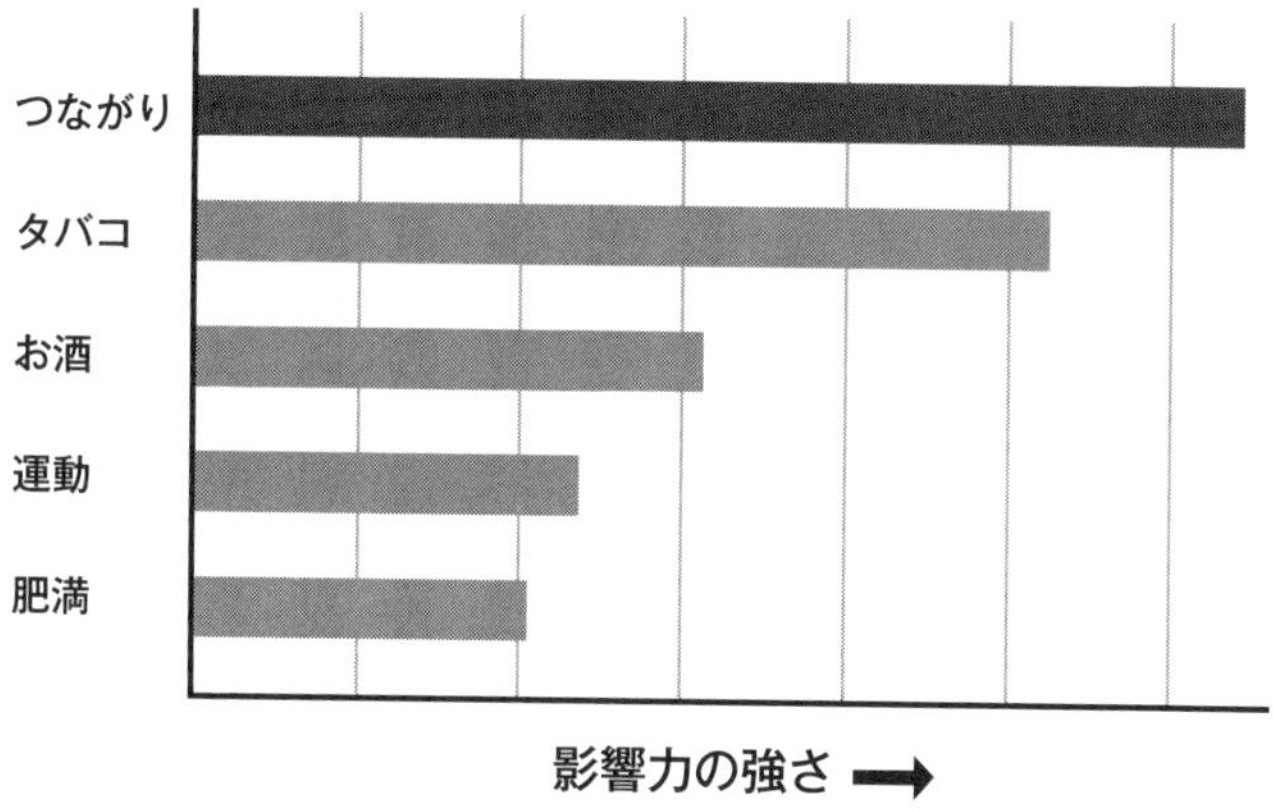

出典：Holt-Lunstad J, Smith TB, Layton JB(2010) PLoS Med. 7:7;e1000316

影響力が高い、という結論に至ったというのだ。

これは「社会的孤立」が健康に大きく影響する、逆に「つながり」があることが寿命を長くするという、とても衝撃的な研究結果だ。


では、われわれ日本人の「社会的孤立」「つながり」の度合いはどうなのだろう。

これに関してはさまざまな調査・研究があるが、代表的なものは以下の2つだろう。

一つは、内閣府が日本・アメリカ・ドイツ・スウェーデンの「高齢者」を対象に比較調査を行なったもの。

主な結果は次のグラフのとおりである。


残念ながら、日本の高齢者（75～79歳）は、
・地域の活動に参加する人の割合がドイツ・スウェーデンの約半分
・同居の家族以外に頼れる友人がドイツ・スウェーデン・アメリカの半分以下
・頼れる友人がいない割合が、ドイツ・スウェーデンの倍以上
という惨憺《さんたん》たる結果だ。

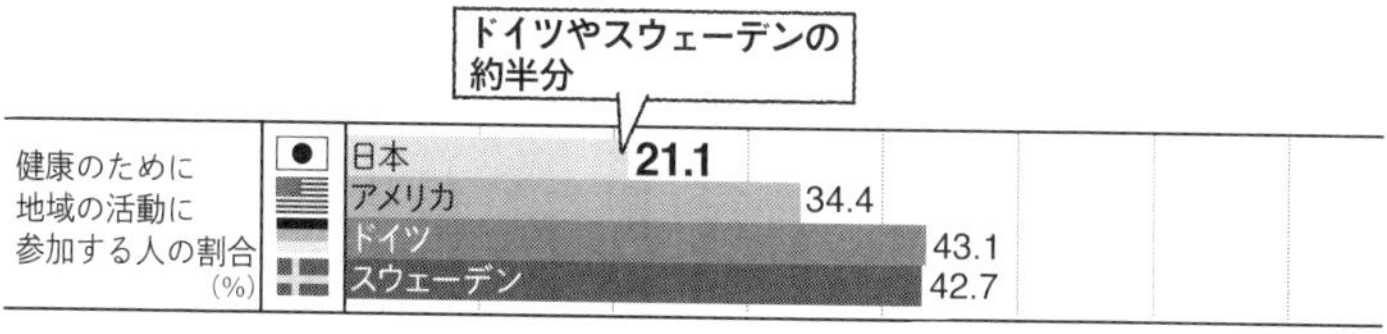

同居の家族以外に頼れる人（%）

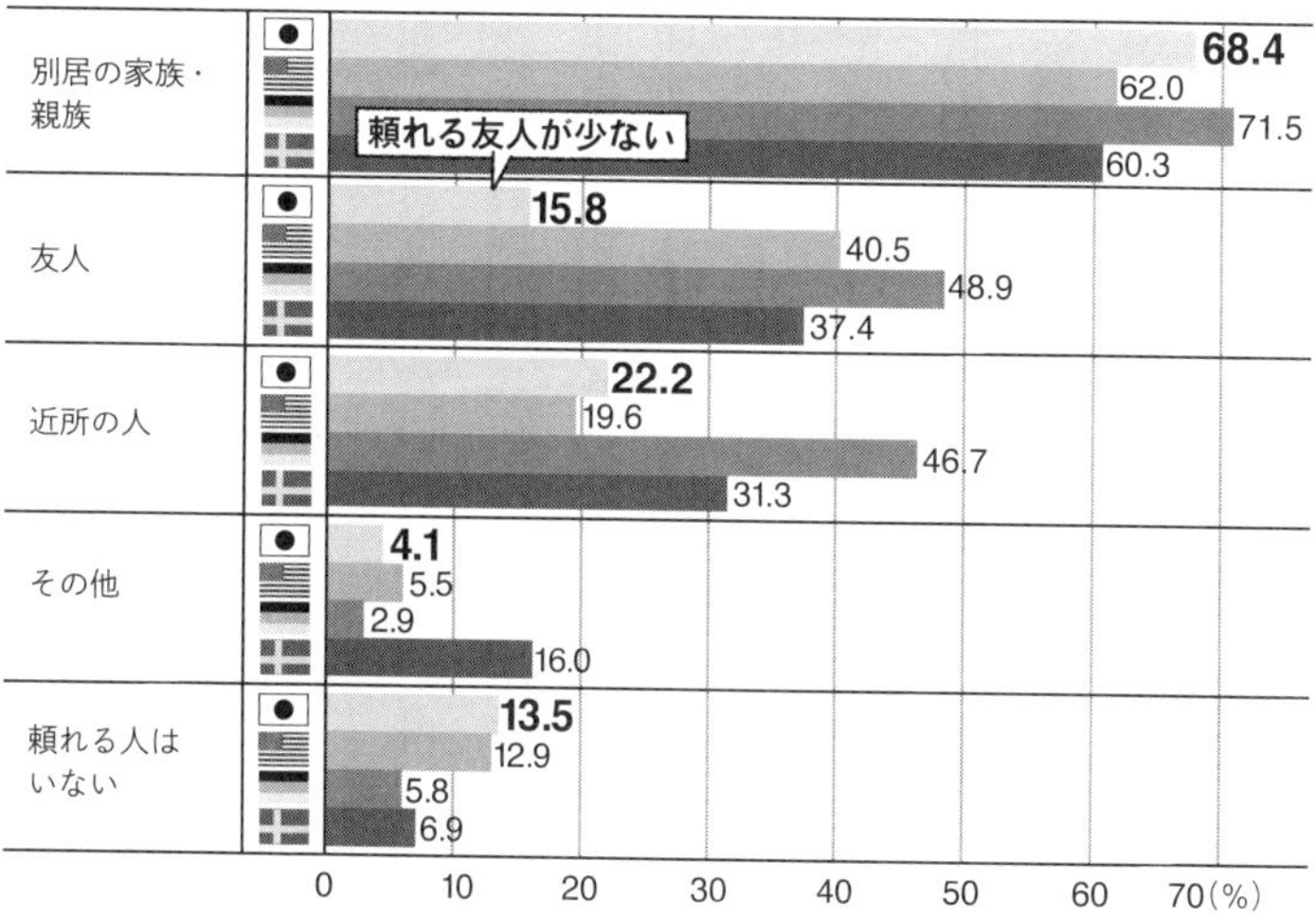

出典：内閣府「第８回高齢者の生活と意識に関する国際比較調査（平成27年度）」

この調査では、日本の高齢者は諸外国とくらべて、地域から孤立していることがわかる。

もちろん、西欧諸国と日本とでは家族構成も違う。地域の活動に出なくても、親しい友人がいなくても、同居・別居の家族内でのつながりが強く、日本の高齢者はそこでのつながりを重視しているという側面があるのかもしれない。

ただ、今後、高齢独居世帯、老老世帯などが確実に増加していくことから考えても、同居家族とのコミュニケーションに期待できる部分はいっそう減少するだろう。

そう考えると、今後はもっと地域のつながりに注目が集まってもいいのかもしれない。

高齢者を対象にした調査結果とは別に、若者まで含めた調査はどうなのだろうか。

これが2つ目の調査。OECD（経済協力開発機構）によるものだ。

おもな結果は次のグラフを参照いただきたい。

こちらは年齢限定なしで若者まで含めたデータだが、こちらも惨憺たる結果だ。

「友人・同僚などとのつきあいがまったく or めったにない」と答えた人は、日本人が15％で20カ国中トップとなっている。

社会的孤立の状況（OECD 諸国の比較）

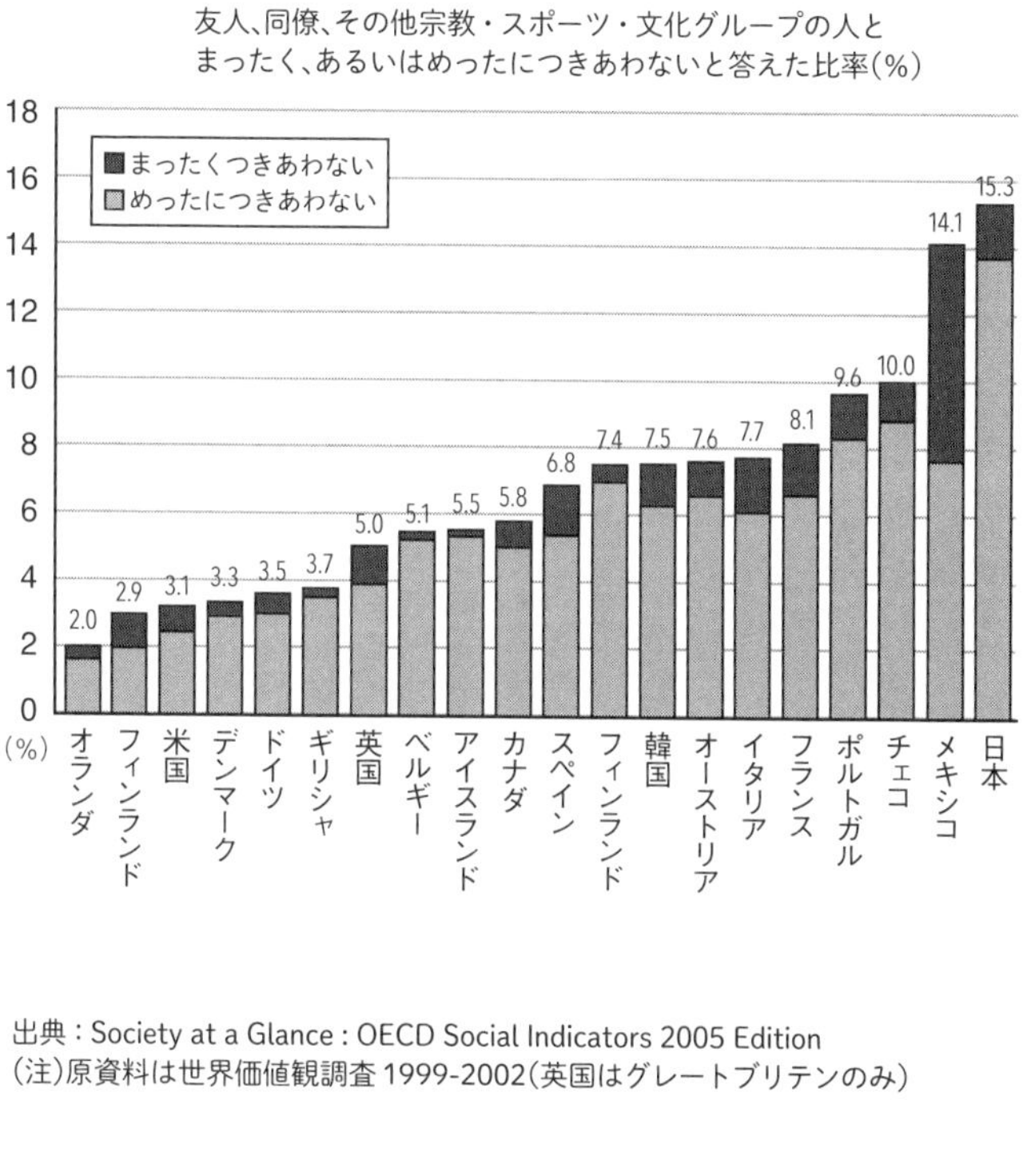

出典：Society at a Glance : OECD Social Indicators 2005 Edition
（注）原資料は世界価値観調査 1999-2002（英国はグレートブリテンのみ）

欧米各国といえば、個を重んじる自由な社会というイメージが強いが、じつは日本人よりもずっと友人・同僚などとのつきあいを重視していることがこの調査からわかる。「社会的孤立」が、喫煙・過度な飲酒・肥満より健康に悪いのならば、日本人はこの結果を真摯に受け止めるべきだろう。

前章まで見てきた「うらやましい孤独死」のベースには、必ず「つながり」があった。

「社会的孤立」を抱えることは健康を阻害するだけではなく、最期の迎え方にも大きな影響を与える。人は生きてきたようにしか死ねない、という。

老後に自分の健康を気にする人は多い。しかし、老後に「地域社会とのつながり」を考える人はきっと少ないはずだ。

私は「うらやましい老後」、それに続く「理想的な死」を迎えるための必要条件が「地域社会とのつながり」といった社会的要素にあると考えている。

医療による対応に限界が見えたとき

先日、療養病院で当直をしていたら夜中に看護師さんから電話がかかってきた。

「患者さんが暴れています。鎮静剤を注射してもいいですか？」

物騒な話だが、病院では実際よくあることだ。

病室に駆けつけてみると、90代の女性患者さんがうめき声をあげながら、手を動かして手袋を外そうとしていた。どうやら点滴の管も抜いてしまった模様だ。

私は臨時の夜間当直対応のみ依頼されている〝通りすがりの医師〟なので、この患者さんの顔も名前もまったく知らない。聞けば、重度の認知症があり、食事摂取が徐々に減ってきたため、先月胃ろうが作られたとのこと。さらに先週からは膀胱炎を発症して、抗生剤の点滴で治療しているということだった。

点滴の管をすぐに抜いてしまうため、手にはミトン型の手袋をつけられている。ようやく膀胱炎が治まって熱も下がってきたと思っていたら、今度は暴れだしたというわけだ。

私は看護師さんに尋ねた。

「なるほど。患者さんはどうして暴れているんでしょうか？」

看護師さんは答えた。

「熱が下がって元気になったからじゃないですか？」

「元気な人はみんな暴れる？　でもあなたも元気そうだけど暴れてはいないよね」

「え？　まぁ、それはそうですけど……」

そんな冗談みたいなやりとりをしつつ、患者さんと同じ目線で目を見て、ゆっくり肩をさすりながら「どうしたんですか？」と話しかけたら、患者さんが小声で「これ……」と手袋のほうを見やった。

私は看護師さんに言った。

「このミトンが嫌いみたいだけど……」

「でもミトンがないとまた点滴を抜くかもしれませんし……」

「それならもう点滴抜いててもいいかもね。熱も下がっているし、抗生剤は胃ろうからの内服薬に変えていいんじゃないかな」

「ホントにいいんですか？」

「まぁ、点滴がベストだけど、内服薬ならミトンも外せるだろうし、鎮静剤もいらなくなるかもしれないよ」

ということで、その場で点滴の針を抜き、ミトンを外した。

患者さんは大いに喜んでくれた。そしていとも簡単に寝入った。もちろん鎮静剤の注射も必要なかった。

ただ、残念ながら私にできたのはここまでだ。

もしかしたら私が帰ったあと、翌朝、主治医から点滴とミトン継続の指示が出されたかもしれない。医学的に言えば、それまで奏功していた点滴の抗生剤を継続するのが正解だろうから。

先日こんなこともあった。

鹿児島で在宅医療を受けられていた80代の女性だった。かなり前に胃ガンの手術で胃の3分の2を切除、そのせいで食事が十分に入らず、徐々に痩せてきたとのことだった。

最近、訪問診療の担当になった私にはここまでに至る詳細な経過がわからなかったのだが、とりあえず現在は中心静脈栄養とふつうの食事を併用しながら、在宅生活をしている。いつも悲しそうに「こんなになったらもう生きていたくない」とつぶやくように言っていた。

聞けば、若いころは保険の外交員を30年もやっていたバリバリのキャリアウーマンだったとのこと。今は体も痩せ細っていて声も小さくしか出ないものの、頭脳は明晰で判断能力には一点の曇りもない。

ずっと痩せてきているため、「胃ろう」という選択肢が浮かぶ。

ただ、これまでどういう経緯でここに至ったのかがわからないうちに、いきなり人生の大きな選択を提示してもいいのかという迷いがあった。

そもそも、この患者さんはなんで食が細いのだろうか？

よく考えてみたら、彼女はいつも一人で食事をしていた。

こんな状態でたくさんしっかり食べてくださいというのもおかしな話なのだ。

「試しに私たちが一緒に楽しく食べてみたらどうかな？」

私はそんなことを思いつき、コンビニで彼女が好きだというお寿司の弁当を買ってきて、看護師さんたちとともにみんなでランチをしてみた。

彼女の保険外交員時代の苦労話などを聞きながら、和気あいあいとした雰囲気でのランチタイムと相成った。

すると、彼女は太巻きも食べるわ、おかずもすべて平らげるわでなかなかの食事量となった。さらに今まで見たことのないような笑顔も見せてくれた。

一人寂しく食事をとれば食は進まない。大勢でワイワイ食べれば自然と食べる量も増えてくるのだ。

この体験は私に、医療的な処置にもまして、「孤独の解消」や「食事を楽しむ」という社会的な要素がいかに重要なのかを教えてくれた。

イギリスの医者は何を処方するか?

たしかに医師は手術・点滴・飲み薬などの医療的ツールで患者さんに対応することが第一義だ。

しかし、高齢になると医療による対応では限界が見えることも多い。

それが患者さんの希望に沿っていることなのか?

患者さんの幸せに貢献しているのか?

そこまで考えると、われわれが持っている医療というツールは、時にそれを阻害してしまうこともあるということを考慮しなければいけない。

さらに言えば、私たちが得意とする医療というツール以外にも、患者さんの幸せに貢献できる方法があるかもしれない。

たしかに、ただでさえ忙しい医師がこのケースのように患者さんと一緒に食事をとっていたりすれば時間がいくらあっても足りないし、実際身がもたないだろう。

しかし、たとえ実際に現場で一緒に食事まではしなくても、そうした社会的な視点を持っておくことはとても重要だ。

事実、これはイギリスの医療システムではすでに「社会的処方（Social Prescribing）」として組み込まれていて、なんと医師の処方権にまでなっているのだ。

つまり、患者さんの医療的な問題が孤独や社会的孤立から発生していることが予想されたら、その患者さんを地域のコミュニティ（ボランティアサークルや趣味の集まりなど）につなぐという処方箋を医師が発行し、それを受けた地域のＮＰＯなどが実際に患者さんをコミュニティにつないでいくのだ。医師が薬がわりに「社会とのつながり」を処方するというわけだ。

先日、救急外来に、アパートで脱水症状になっていた90代のおじいさんが急患として運ばれてきた。どうやら彼は長い間社会との関わりがなく、独居で暮らしていたようだった。

われわれ医師は、その病態を治療し、改善させることはできる。そのときも、実際に脱水症状を治すことはできた。

しかし、問題はそのあとである。脱水症状が治ったおじいさんは再び、独居生活をしている住まいに帰っていく。脱水症状は治ったが、その遠因ともなったであろう地域から孤立した独居状態は解決しないまま続いていくことになる。

脱水症状は治せても、その原因である社会からの孤立を治すことは、多くの医師が得意ではない。

こんなときこそ必要なのが「社会とのつながり」の処方なのだ。

イギリスにおいて、たとえば何度も救急車を呼んでしまう高齢女性がいたとする。よく話を聞いてみると、彼女の訴えの根本には夫と死別した悲しみと、地域の人間関係の中で孤立してしまっている社会的な不安が隠れているようだ。そう判断した場合、医師は「リンクワーカー」に話を持っていく。

「リンクワーカー」というのは、地域のサークル活動やボランティア活動など、地域の社会資源を熟知している職種で、イギリスの全国各地に存在している。

医師や看護師などの医療職から依頼を受けたリンクワーカーは、その人その人に必要と思われる社会資源を患者に紹介し、〝つなぐ〟のである。

救急車を呼んでしまう高齢女性の場合、リンクワーカーの聞き取りとアセスメント（評価・分析）により、「歌が好きで若いころはコーラスグループで歌っていた」という情報が得られたため、地元のコーラスグループにつながれた。結果、救急車を呼ぶ頻度は減少することとなる。

私はこうした社会的なことが医師の処方として扱われていることに驚いた。さすが患者中心の医療が発達しているイギリスのシステムだ。

これからの高齢化社会、また孤立化社会においては、日本でもこうした視点とシステムが求められていくだろう。

くしくもコロナパニックによるソーシャルディスタンスはこうした社会的孤立を助長した。

そこから発生する健康被害をわれわれはしっかり見守っていくべきだろう。

感染症の拡大防止対策も大事かもしれないが、これからの日本は、社会とのつながりの重要性こそを考えるべき時代ではないだろうか。そしてそれこそが、はからずも社会的孤立を生み出してしまったわれわれ医療従事者の責務ではないだろうか。

私は実際に90代の男性から、次のような訴えを聞いたことがある。

「最期は孤独死でも野垂れ死にでもいいから自宅にいたいんですよ。盆と正月に自宅に帰ると、仏壇の母ちゃんに線香あげる。涙が止まらなくなるんだ。なんでここにいられないんだろう、って。もう老人ホームに戻りたくないって毎回騒ぐもんだから、東京からわざわざ来てくれてる息子と嫁に迷惑かけちゃうんだ」（90代・男性、軽度認知症あり。1年前から有料老人ホームへ入所中）

彼は「孤独死でも野垂れ死にでもいいから自宅にいたい」と言っているのに、なぜ自宅にいることができないのだろう？

「これくらいの認知症・歩行困難なら、この施設・病院」というように、われわれの社会はマニュアル的に彼らを社会から排除してしまってはいないだろうか？

「社会的排除」とは「何らかの原因で個人または集団が社会から排除されている状態である。社会的包摂《ほうせつ》の反対の状態である」（Wikipedia）。

施設入所・長期入院している高齢者、さらにいえば障害者も認知症患者も知的障害者も、無理やりに病院や施設に押し込められてはいないだろうか。

社会システムが安全・安心の名のもとに私たちの中から「つながり」を断つ方向に向かってはいないだろうか。

日本は、世界一の病床数を持っている。そして多くの高齢者が病院で生活している。また、精神科病床数も世界一、もちろん多くの精神障害者がそこで生活している。

そう考えると、もしかしたら日本は世界一の社会的排除大国なのかもしれない。

学校帰りのわが子が教えてくれたこと

２０１６年、神奈川県相模原市の障害者施設「津久井やまゆり園」で衝撃的な事件が起こった。施設に入所していた19名の方々の命が一人の元職員の手によって奪われるというとても痛ましい事件だ。

事件に対するマスコミの喧騒が過ぎ去って久しいころ、私の周囲でにわかに聞こえだした意見がある。

「あのような痛ましい事件を起こさないために施設の鍵を厳重にすべきである」

「入所者の安全を守るため、さらにセキュリティーを強化することが必要である」……。

私はこうした議論になんとなく違和感を覚えていた。

そして、ふと訪れた石川県金沢市の「佛子園《ぶっしえん》」という施設で、その違和感の意味を知ることとなった。

「すごい障害者施設がある」という噂は耳にしていたので、隣県まで用事があった際に少し足を延ばして立ち寄ってみた。

これまで私が見聞きしてきた障害者施設は郊外だったり、山の上だったり、人里から離れたところに建てられていた。施設内の鍵も厳重にかけられているところが多く、一般社会から隔絶されたような印象を受けた。

しかし、私が見た「佛子園」はまったく別ものだった。そこは、既存の障害者施設とは何もかもが違っていた。

私がそこを訪れた日、園庭では10人以上の子どもたちが遊んでいた。彼らはみな近所の子どもたちだった。年齢もバラバラの近所の子どもたちが勝手に敷地内に入ってきて園内の遊具で好き放題に遊んでいたのだ。

園自体もそれを歓迎していた。というより、子どもたちが勝手に入り込んで遊びやすいように、園のすべてがデザインされていた。

施設内には誰でも自由に入れる温泉（ご近所さんは無料で入浴可）まであり、その掃除などは近所の人と障害者の人が共同で行なっていた。

鍵のかかった閉鎖空間のイメージが強い一般的な障害者施設とくらべて、佛子園は「ごちゃまぜ」だった。

佛子園の理事長・雄谷良成《おおやりょうせい》さんの講演にこんな印象的な話があった。

「ごちゃまぜ」の施設で、首が15度しか動かない重度障害の方の食事を認知症のおばあちゃんが何気なく手伝いだしたという。日々介助をしているうちに、重度障害の方もいきいきとしだして、おばあちゃんの徘徊も減ったという。介助される側も介助する側も、2人がともに元気になっていったのだ。

ふつうなら障害者介護の現場と高齢者介護の現場が「ごちゃまぜ」になることはまずない。まして認知症の人が障害者の介助をするなんてことは絶対にありえない。

佛子園の状況を見て、「そんなことして、どちらかがケガでもしたらどうするのか」

とか「子どもたちに危害があったらどうするのだ?」とか、「外部に開放していて、もし相模原事件のようなことが起こったら」などという意見が出てくるだろう。

でも私は、佛子園の様子を見てこう思った。

「リスクはゼロを目指すものでなく、リスクに伴う不利益(と裏にある利益)を考慮して上手にマネージメントするものなのではないか」

事実、佛子園では近所の子どもたちも、障害のある人たちも、地域の大人たちも本当にごちゃまぜになって生活していた。子どもたちにとって成績でランク分けされた学校で日々生活しているだけでは絶対にわからない、多様な人々との交わりがこの世界にはある。

マイノリティーの権利やダイバーシティが当たり前になってくるこれからの時代、こうした世界を経験し広い視野を持つことの重要性はよりいっそう増してくるだろう。

事実、佛子園(西園寺)の地区は、地域の人と人とのつながりの居心地の良さが噂を呼んで、世帯数が55から76世帯に増えたそうだ。これは人口減少が叫ばれる地方都市において、稀有な事例だろう。

佛子園は入所者にとっても、地域の人たちにとっても、なくてはならない施設になっているのだ。

病院や施設では「リスクを限りなくゼロに」と求められる。そしてその結果が、転倒を恐れるあまり歩行を禁止され、車椅子に乗せられ、足腰が弱くなり、最後には寝たきりになる……という現実ではないだろうか。

そもそも自動車は日本において年間3000〜4000人もの人の命を奪っている。われわれはなぜそんな恐ろしいものに乗っているのか？

それは、そのリスク以上に、自動車があることで得られる利益を日本社会の全員が感じているからだ。

メリットとデメリットの議論がなされる前に、「とにかく安全」「事なかれ主義」だけが掲げられてしまうのは悲しいことではないか。

わが家には発達障害の子がいる。

彼はふつうの小学校に通っているのだが、よく学校で問題を起こす。パニックになって同級生にケガをさせてしまったりすることがよくあるのだ。

そのたびに、その子の家へ謝罪の電話をしたり、時には親子3人で菓子折りを持って謝りに行ったりする。

小学校にあがってからは、1年に数回そんなことがある。そのつど「やっぱりふつうの小学校は無理なのかな」と落ち込んだりする。

でも、嬉しいこともある。

私が学校帰りのお迎えに遅れたとき、近所のお兄ちゃんが、誰に頼まれるでもなく彼と手をつないで2人で歩いて帰ってきてくれていたのだ。

怪獣やらミニカーやらが次々に登場する脈絡のない彼の話を、お兄ちゃんは「へ〜、そうなんだ〜」と相づちを打ちながら聞いている。2人でゆっくりゆっくりと歩いているその姿を見て、私は涙が止まらなくなってしまった。

お迎えに行ったはずの私はとっさに見つからないように身を隠し、そのまま彼らをやりすごしたのだった。

お互いがお互いの違いを認識しつつともに歩む。そのことを小学生の彼らは誰に教わるでもなく、自然にやっていたのだ。

壁を高くしてセキュリティーを強化して安全を守るというのとは正反対にある世界の

温かさを、学校帰りの2人から教わった気がした。

防音もセキュリティーもしっかりしていて、自分のプライバシーも厳重に守られている。しかし、隣の人との接点はいっさいなく、隣人が何をしているのかもまったくわからない。

そんな都会的な世界をよしとする方も多いだろう。

一方、隣人同士がどんな人で何をしているか全部知っている。鍵をかけることも滅多にない。

佛子園のように、障害者施設と一般社会との壁を極限まで低くして、障害者の方々も地域住民も、みんなが「ごちゃまぜ」となる社会を作れば、そこには当然、人と人との絆が生まれる。みんながともに歩むことができて、笑顔になれる。

「ごちゃまぜ」になる世界のほうが、みんなが温かくなれるのかもしれない、笑顔が多いのかもしれない。

私が感じていた「あのような痛ましい事件を起こさないために施設の鍵を厳重に」という傾向への違和感は、こういうことだったのだ。

日本はこれから世界一で未曾有の高齢化社会という荒波の時代に突入する。

そのとき、どんな社会ならみんなが笑顔でいられるのか。

どんな社会なら子どもたちの世代にツケを回さずに済むのか。

現状のような高齢者も障害者も〝社会的排除〟にある世界は果たして本当に効率的な社会なのか。

しっかりと議論してより良い社会を子どもたちに残したいところだ。

人間がかかるもっとも重い病気

鹿児島市のど真ん中、鹿児島中央駅の目の前に、ナガヤタワーというとてもユニークなビルがある。

在宅ホスピスのパイオニアである堂園晴彦医師による「江戸時代の長屋のように、住人のみんなが知り合いで、できることは自分でしながらも、互いにさりげなく手を貸しあって暮らしていくこと」をコンセプトに作られた多世代型共同住宅だ。

趣味のスペース、空中庭園、共有キッチン・ダイニング、大きなお風呂など、住人が行き交うデザインが随所に施されている。

堂園医師の著書『ともにあり続けること』（女子パウロ会）には「うらやましい孤独死」につながる重要なメッセージが書かれている。

同書の中で、堂園医師の実体験が吐露される部分は特に身につまされる。

「私は一時期燃え尽きてしまった時期があります。自分が未熟なのに死にゆく患者さんに何かをしてあげたい、あげられるという不遜な気持ちからでした。毎日が地獄であり、耳元ではいつも自殺の囁きが聞こえていました」

そんな堂園医師は、屋久島で日吉さんという人と出会う。屋久島でのたった3泊4日の滞在で、「縄文杉のような」日吉さんと一緒に水平線を眺め貝殻を拾っているうちに、堂園医師の心は次第に溶けていったそうだ。

「人間がかかるもっとも重い病気は『孤独』です。私が精神をやんでいる時、日吉さんは傍らにいつもいてくれました。（略）日吉さんは私にとっては、あしたのジョーの丹下段平のような存在でした。病気が治ってからもいろいろな悩みの相談にのってもらい続けてきました」

人間がかかるもっとも重い病気は「孤独」――とても重い言葉だ。

自殺まで考えたという実体験とともに語られるとその重みが伝わってくる。

丹下段平は、暴れん坊で世間から見放されていたジョーを決して孤独にしなかった。少年院に入れられているときでさえ、ハガキを送り続け、関わりを持とうとした。そうした信頼関係の中から、ジョーは次第に社会性を取り戻していく。

おそらく堂園先生も、そうした日吉さんとの関係性の中から自分の本来の姿を取り戻していったのだろう。傾聴や信頼関係、寄り添いという要素は人間の心の中の大きな部分を占めるはずだ。


一方でわれわれは「孤独」を作り出してしまうこともある。物忘れが激しくなってきた独居の親を高齢者施設に入れてしまうと「孤独」になってしまうかもしれない。その後、高齢者施設で和気あいあいと仲間を作れたとしても、いざ発熱となったら病院に入院してまた「孤独」になってしまうかもしれない。

人生の節目節目で専門的な施設に次々に移っていくことは、「孤独」を生む温床になりかねないのだ。

そんな悪循環を断ち切るためにも、われわれ医療・介護提供側は「あおいけあ」や

「いろ葉」のように人間関係・信頼関係を築くような医療・介護を提供すべきだし、また市民の側も、「孤独の解消」という価値観を軸に生活を組み立て、医療・介護を選んでいくことが求められるのではないだろうか。

もしそんな社会が来たら、日本から「孤独」が激減するのかもしれない。

増加する高齢救急患者の問題も、救急車のたらい回し問題も、世界一多い日本の病床の問題も、増え続ける医療費の問題も、その根本には「地域の人間関係の希薄化・孤立化」があるのかもしれない。

私たちは根本に関心を持たずに、表面に現れてきた事象だけに注目して、場当たり的に必死に対応しているのではないか。

堂園晴彦氏の著書に、氏がマザー・テレサの施設へボランティアに行ったときに目にした、壁に書かれたマザー・テレサの言葉が載っている。

「もし私たちの仕事が、ただ単に病人の体を清め、彼らに食事をさせ、薬を与えるだけのものだったとしたら、センターはとっくの昔に閉鎖されていたでしょう。私たちのセンターでいちばん大切なことは、一人の魂と接する機会が与えられているということなのです」

第5章 さまざまな解決策

高齢者にとって本当に必要なもの

病気の治療や介護のために入院・施設入所が必要という人はいる。

ただ、そうした病気の治療や介護にもまして、今、多くの高齢者にとって本当に必要なのは「親しい人との日常的なつながり」だと私は考える。

私は医師という職業柄、病院や施設にいる人たちの診療に携わっている。

その人たちの顔を見ていつも思うのは、笑顔が少ないということだ。

彼らが、病院や施設に入って安全・安心を得たとしても（それは私たちにとっての「安心」だけかもしれないのだが）、それと同時に孤独まで得てしまうというリスクは大いにありえる。

住み慣れた地域に親しい人がたくさんいたのに、入院・施設入所によりその関係性が断たれ、新しく入った施設で良好な人間関係を築けずに寂しくしている、という人が少なからずいる。

病院での生活は人間関係にもまして治療や安全管理が優先されがちだ。

介護施設でも、介護職員は食事介助やトイレへの誘導などの介護業務で精一杯で、入所者間の良好な人間関係の構築にまで時間をさけるところは決して多くない。

日本の社会は高齢者の身体の「安全」およびわれわれの側の「安心」は重視してはいても、「社会的な孤立・孤独」についての危険性をあまり重視していない。

このことはコロナ禍の医療においても顕著な問題となったと思う。

ソーシャルディスタンスや外出自粛は地域の良好な人間関係の構築を阻害した。県外への移動制限は高齢者から子ども・孫たちとの絆を断ち切った。

感染症を恐れ、安全・安心を重視しすぎるあまり、多くの「孤立・孤独」を生み出してしまったことは否めないだろう。

「うらやましくない孤独死」が増えた可能性も十分にある。それが社会全体にとってバランスのとれた決断だったのかは、後日しっかりと評価されるべきだろう。

もし高齢者施設や療養病院が十分に整備されている県や地域で、「笑顔のない生活」が量産されているのだとしたら、それはわれわれの社会の明るい未来とは言えないだろう。

再度言う。人間がかかるもっとも重い病気は「孤独」だ。これまで述べてきたとおり、孤独は健康や寿命にも大きな負の影響を与える。

では、「社会的孤立」や「孤独」という問題に対して、われわれはどうすればいいのだろう。

じつは、この問題を重要視し、改善に向けた実践をしている人たちも多くいる。

地域の「つながり」「きずな」を重視し、それを「貯金」のように貯めていく（＝きずな貯金）という取り組みはすでに日本でも各所で行なわれている。

ここからは希望の萌芽ともいえるいくつかの具体例を見ていただくことにしよう。

隣人祭り――渋谷区における成果

フランスにおいて、地域でつきあいのない高齢者が孤独死していたことにショックを受けたアタナーズ・ペリファン氏は、「もう少し住民の間に触れ合いがあれば、悲劇は起こらなかったのではないか」と考えた。

そして構想したのが「隣人祭り」である。

祭りといっても大掛かりなものではなく、地域の人たちが食べ物や飲み物を持ち寄って集い、食事をしながら語り合う、ただそれだけのことだ。しかし、ただそれだけだからこそ、すぐに実行ができ、継続ができた。

年に一度開催されるこの祭りの習慣は、いまやヨーロッパを中心に29カ国、800万人が参加するまでになった（『隣人祭り』アタナーズ・ペリファン、南谷桂子著、ソトコト新書）。

この流れは、日本にも波及している。

すでに「隣人祭り日本支部」が組織されていて、渋谷区では隣人祭りからヒントを得て「渋谷おとなりサンデー」という企画が行なわれた。

これは2017年から渋谷区が主催するかたちでスタートした地域活動のお祭りだ（2020年は新型コロナウイルスの影響で、残念ながら「集まって交流する」ではなく「オンラインでつながる」ということになっている）。

渋谷区のニュースリリースに「隣人祭り」の趣旨が的確にまとめられている。紹介しよう。

＊

渋谷区からのご提案。

今年から6月の第一日曜日を〝ふだん話す機会の少ない近隣の人ともっと顔見知りになる日〟にしませんか。

その名も、渋谷おとなりサンデー。

ご近所の人たちと食べ物や飲み物を持ち寄ったり、お近くのお店どうしでイベントを企画したり、地域の清掃に参加したり。

大小さまざまな交流を、みんなで同じ日に一斉に行い、渋谷らしく楽しい地域活動のお祭りにしましょう。

さあ、おとなりさんと何しよう。

フランスのパリで、1999年に「隣人祭」というものが始まりました。それは、孤独死に心を痛めた青年が、「もっと近所の人たちと顔見知りであれば、こんな悲しいことは起きなかった」と、アパートの中庭にワインやチーズ、パンなどを持ち寄って、年に一度集まる日でした。そうしたら、翌日からあいさつを交わすようになりました。アメリカでも近隣の人たちとさまざまな活動を一緒に行なう「ネイバーズデイ」という日があります。

渋谷おとなりサンデーは、この素敵な話のようなことが渋谷のあちこちで起こったらいいな、と思い、2017年から「6月の第一日曜日は〝渋谷おとなりサンデーの日〟」と決めました。おとなりさんと知り合いになろう！という日です。

東京のような都会では、隣に住んでいる人のことを知らないとか自治会に入っていないとか、住んでいる場所には誰も知り合いがいない、などということがよくあります。特に渋谷は20代から40代の人の多いまちです。働きに来る人、学校に通う人、遊びに来る人もたくさんいます。だから、渋谷では、渋谷に関わる人たちみんな含めて、〝おとなりさん〟です。持ち寄りパーティーをするもよし、いつもの清掃活動をこの日に合わせてもよし、フリマやマルシェをしてもよし……と、アイデアを思いついたらなんでもいいんです。簡単なことでいいんです。人に声をかけて一緒に何かやる日。それが渋谷おとなりサンデーです。

＊

まさに渋谷区版の「隣人祭り」というわけだ。

すでに3年にわたって開催され、その活動で次のようなことが見えてきたと報告されている（「渋谷おとなりサンデー3年間のあゆみ」より）。

▼「渋谷おとなりサンデー」という取り組み自体の認知は、1年目の段階で15・9％、2年目は41・1％と年を追うごとに飛躍的に向上した（平成30年度区民意識調査より）。

▼「渋谷おとなりサンデー」の催しに参加した人は、平均して4・9人の新たな知り合いができた。

▼「渋谷おとなりサンデー」で出会った人と今後すれ違ったときにあいさつしようと思った人が71・5％。初めて出会った人と話すことができた人が61・1％。渋谷おとなりサンデーを通じて新たに知り合いになった人がいたという人が47・1％。

渋谷区長である長谷部健さんの「地域への愛」と「住民の絆を育む意気込み」が伝わるような内容、そして素晴らしい成果だ。

こうした取り組みが広がっていけば、東京のような都市部でも人と人とのつながりや絆が網の目のようにネットワークを構成し、災害時や誰かが困ったときなど、ちょっとした支援の輪につながっていくだろう。

本書で扱っている「長い間、社会から孤立した末の孤独死」という問題に対してのアプローチとしてもとても有効なものだと思われる。


でも、こんな取り組みはわが町ではなかなかできない、そう思う人も多いだろう。

たしかにこうしたことは一朝一夕にできるものではない。

とはいえ、私たちにもできることはたくさんある。

もし、近所の人との関係が疎遠なのであれば、勇気を出して、笑顔であいさつしてみてはいかがだろうか？

もし、すでに近所の人とあいさつ程度はできるけどそんなにつきあいはない、というなら、旅行に行ったときのお土産を渡してみてはいかがだろうか？　お土産を持っていったら、そのうちお返しがもらえるかもしれない。

そんなやりとりを重ねているうちに仲良くなってきたら、そのときに勇気を出して「ご近所で隣人祭りしてみませんか？」と切り出してみたらどうだろう？

初めはごく近所の人たちと近くの居酒屋で飲むだけでもいい。

そんな簡単なことで、救われる人がいるのかもしれないのだから。

鹿児島のわが家では、毎年夏になると、ガレージを開放してご近所さんたちと夕張メロンパーティーをするのが通例だ。

わが家は古い借家だが、ガレージだけは立派なのだ。子どもたちにはプロジェクターで映画を観せながら、大人たちは持ち寄りのおかずで焼酎を飲む。バーベキューをする人もいる。

東京から見れば九州の鹿児島は田舎に思えるかもしれないが、今どきの地方都市も都市化の波は著しい。やはり隣近所の交流は乏しいのが現状だ。

しかしこうしてたまに集まる場ができるだけで、ご近所さんとのあいさつも増えるし、交流も増える。台風などの災害時にもお互いに声をかけあえる関係性を作ることもできる。

お互いのことを知るようになれば自然と交流が生まれ、だんだん地域での生活が豊かになっていくのである。

実際、見ず知らずの土地である鹿児島に飛び込んできたわが家は、こうして地域の方々と交流しながら楽しく暮らせているのだ。

ノーベル経済学賞を受賞したジョセフ・E・スティグリッツ氏（彼は、前述した宇沢弘文氏のシカゴ大学時代の教え子でもある）はこう言っている。

「社会的なつながりを持つことで、暮らしの質が多くの面で向上する。もっとも楽しめる社会的諸活動の多くが社交をともなうものなのでより多くの社会的つながりを持っている人ほど、人生に高い満足度を見出している」

地域の「きずな貯金」が貯まっていくことで、ご近所の高齢者の、そしてあなたの健康や人生の満足度が保たれるなら、その労は決して高いコストではないだろう。

「高齢者見守りネットワーク・みま～も」の取り組み

自治体が行なう「つながり」回復のための取り組みが「隣人祭り」だとすれば、民間のパワーで行政と協働しながら大胆な施策を打ち出した人もいる。

それが東京都大田区の「高齢者見守りネットワーク・みま～も」における澤登久雄氏

による取り組みである。

「毎日ここ（大田区地域包括支援センター）で高齢者から生活支援の相談を受けていて、あるときふと思ったんです。ここに来てくれるのは地域にそれなりにつながりがある人たち。もしかしたら、ここに来られない人、たどり着けない人、ＳＯＳを言えない人たちが想像以上にたくさんいるのでは？

そう思って地域に出てみると、つながりの乏しさから支援につながらない、困っている高齢者さんたちがどんどん浮かび上がってきました。

そうなるともう、センターでの支援が〝もぐらたたき〟に思えてきちゃって……。

もっと早く支援に結びつけばここまでにならない人たち、本当に支援が必要なそうした多くの人たちに対し、われわれはアプローチできていないのでは？　もしそうなら、われわれはその人たちに一生会えない。そんな仕事に意味はあるのかって。

そう考えたらもう止まらなくなっちゃって、センター長になってまだ1年だったんですけど、仲間を募って『高齢者見守りネットワーク・みま～も』という組織を作ったんです」

大田区地域包括支援センター入新井のセンター長（当時。現在は「牧田総合病院地域さえあいセンター」センター長）澤登久雄氏はこう語ってくれた。

私が澤登氏に初めてお会いしたのは2013年だった。

2010年に放送されたNHKスペシャル「無縁社会」。澤登氏はその番組の中で、地域で埋もれてしまっている孤立した人々をなんとかしたいと奮闘されていた。その番組を担当したNHKの記者から紹介してもらい、澤登氏の講演を聞いたのが始まりだった。

私は、澤登氏の話を初めて聞いたとき、そのあまりにすごい取り組みに驚愕し、正直なところにわかには信じることができなかった。

なぜならそれらは、私が知っていたほかの地域包括支援センターの仕事とは次元の違うものだったから。

地域包括支援センターというのは、介護保険法で定められている一種の行政機関である。その職員が、その本来の業務でもないさまざまな事業、たとえば毎月の地域セミナー開催、区内高齢者の20％にまで普及した見守りキーホルダーづくり、公園整備、地域交流サロンづくりなどを一手に担いながら、「つながり」を持てない人たちにアプローチしていた。

では、その全貌を澤登さんのインタビューで明らかにしたい。

――「ネットワーク・みま〜も」を作って10年になるといいます。ここまでの取り組みを教えてください。

この10年を振り返ると、3つのステップがあったと思います。

最初は、まず「みま〜も」という組織を作るステップ。SOSの声をあげられない人にも支援を届けたいとどんなに意気込んだところで、私たち地域包括支援センターの職員はすでに毎日の多大な業務を抱えており、職員が直接一軒一軒の家を訪問したり、見守ったりするわけにはいかない。

じゃどうするか、と考えたのが「仲間を増やす」という方法でした。つまり、定期的なイベントとかセミナーを通して地域の人々に私たちの仲間になってもらって、「○○さんって人が近所にいるんだけど、ちょっと困ってるみたい」など、地域住民からさまざまな情報を得られるようになれば、指数関数的に「見守りのネットワーク」が広がるんじゃないか、と。

具体的には、まず地域のデパートのイベントスペースを借りて、月1回のセミナーを開催しました。

講師は地元の専門機関で働く医師・看護師・薬剤師、さらには警察・消防・行政職員などの専門職、聴くのは高齢者を中心とした地域の方々。遠方の偉い先生に来ていただくのではなく、地域の専門職にセミナー講師をしてもらうことで、参加者は「何かのときはこの人たちが支えてくれる」と思えます。

一方で講師は、地域の人たちを目の前にすることで、必然的に「専門職として、いま地域の人たちに何が必要なのか」を考えなくてはならなくなります。こうして地域住民と専門機関がタテ糸でつながっていく。

また、このセミナーの中で専門機関同士のヨコ糸の連携も生まれます。私たちはこれを「対応のネットワーク」と言っています。実際に「みま〜も」のヨコの連携からこれまでに多くの新しい事業が生まれています。

——そうした活動をされている地域包括支援センターはなかなかないですよね。

じつは「みま〜もキーホルダー」が生まれたのもこの時期です。セミナーの打ち合わせのために集まった医療ソーシャルワーカーから、地域の高齢者の方々の不安の一つに「外出中の緊急時に身元確認ができない」という問題が出され、そこから始まったのがこの事業です。

高齢者の方には、事前に住所・氏名・病歴・薬歴などの個人情報を登録してもらいます。すると個人に割り当てられた番号が入ったキーホルダーが渡されます。キーホルダーには担当する地域包括支援センターの電話番号も書いてあり、身元がわからないときは連絡するよう記されています。

これで、出先で緊急搬送された場合などでも、個人情報・医療情報の確認を行なうことができるという安心感が生まれました。

実際に、路上で倒れ救急搬送された方や、認知症で自宅に戻れなくなった方など、キーホルダーによって身元が確認された事例も多数あります。年に1回の情報更新も、つながりの強化につながっています。

この事業は開始直後から反響が大きく、開始後3年で区の正式事業として採択されました。現在、大田区の65歳以上人口の約5分の1にあたる3万7000人が登録してい

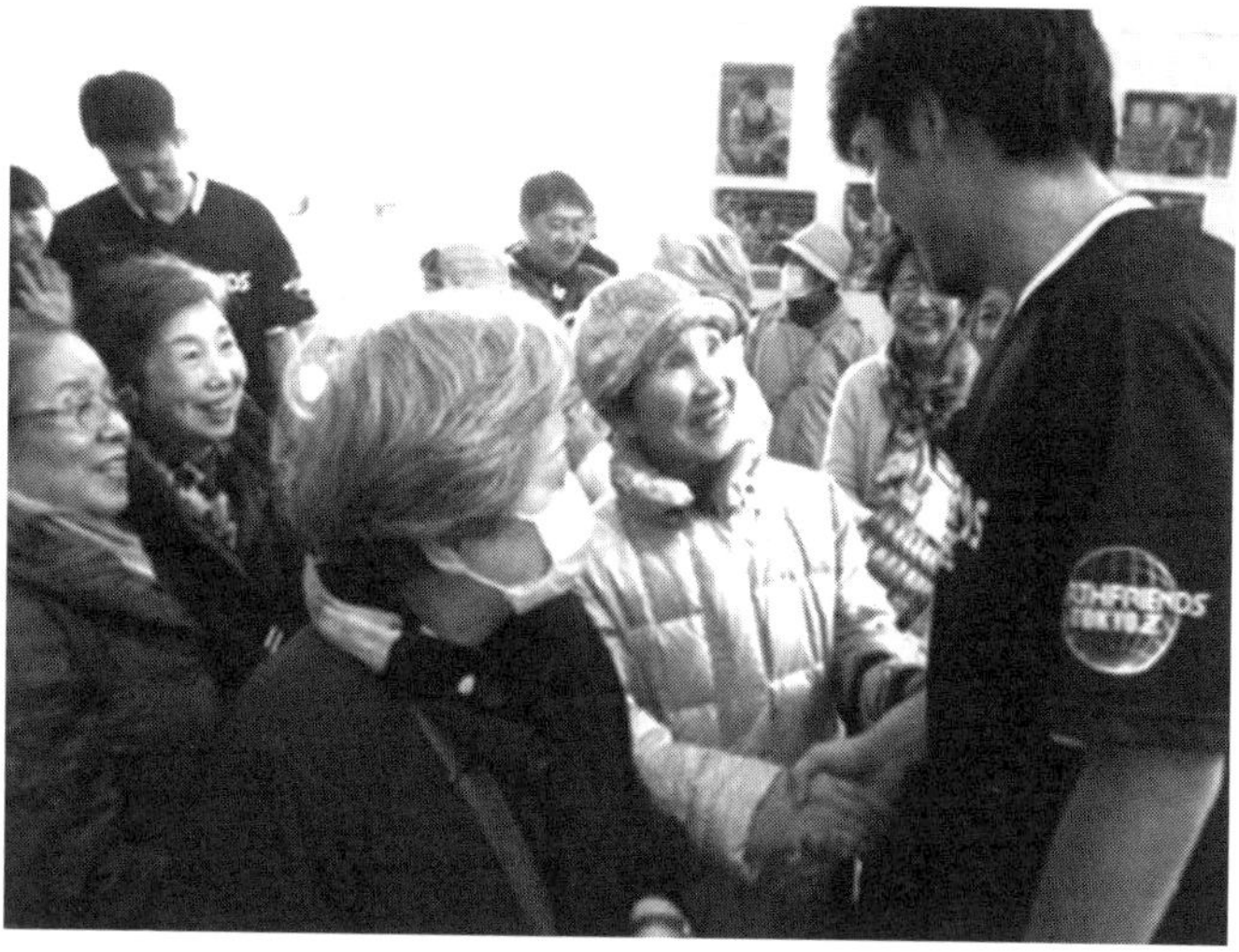

「みま〜も」が開催する月１回のセミナー。
講師は医師や看護師など、受講者は地域の高齢者

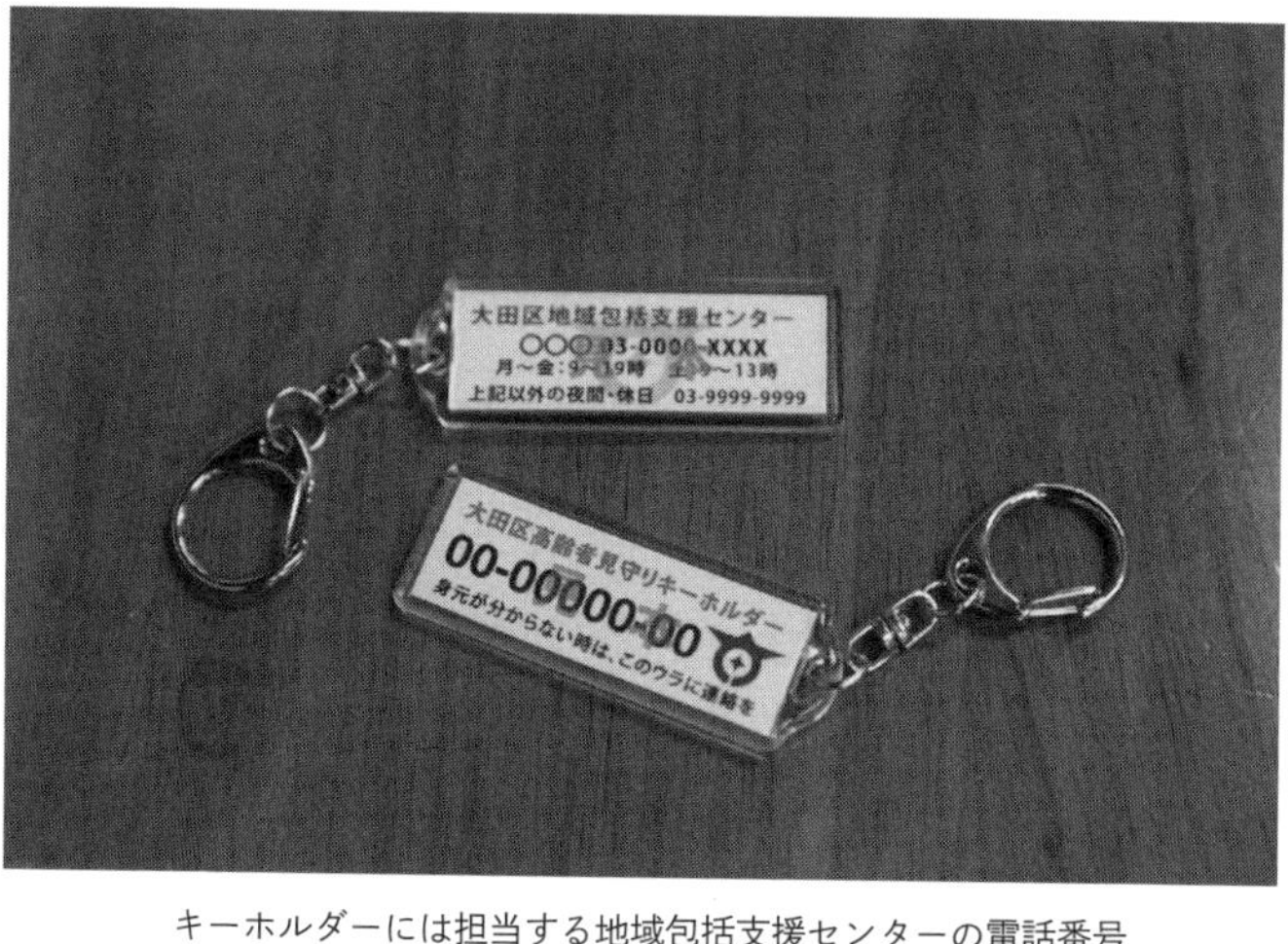

キーホルダーには担当する地域包括支援センターの電話番号が書いてあり、身元がわからないときに連絡できる

ます。

――いち包括支援センターの活動としては、考えられないくらいの活動量ですよね。

たしかに月1回のセミナーで、地域の専門職同士のヨコのつながり「対応のネットワーク」は生まれましたし、専門職と地域の高齢者をつなぐタテのつながりもできました。それはそれで良かったのですが、でもこのときはまだ、高齢者の方々は「お客さん」でした。

セミナーにお客さんが毎回100人集まって大盛況！　でも、セミナーが終わったらお客さんたちは「いい話が聞けたね」で帰ってしまう。

キーホルダー事業もそうですね。まだ高齢者が「自分ごと」として「主体的」には関われていない感じがして、物足りなさを感じていました。

つまり、まだ高齢者同士のヨコのつながりが十分構築できていなかった。

これでは、当初の目的の「つながりの乏しさから支援につながらない、困っている高齢者の方々を見守るネットワーク」ができていない。

そんなとき、駅前商店街の裏の線路脇に、荒れ放題でほとんど利用されなくなっていた公園を見つけたんです。

「よし、この公園を地域の人たちみんなできれいにしちゃおう。そしてみんなで集まって体操したり、談笑したりできるスペースにしよう！」と思いつきました。

人の話を聞くだけの受け身の活動ではなく、主体的に自らの身体を動かす活動です。

区の許可も取れたので、それまでセミナーに参加してくれていた地域の方々、高齢者の方々に呼びかけて、みんなで草をむしったり、柵のサビを落としたり、ペンキを塗ったり、花を植えたり、遊具をきれいにしたりしました。

――公園の整備という活動を通して、高齢者同士のヨコのつながりを構築していったわけですね。

でも、このころは迷いもありました。全国の地域連携の流れは、地域ケア会議などで専門職が集まって事例検討会などをやっていました。一方の私たちはといえば、公園の草むしりです（笑）。こんなことしてていいんだろうかと焦ることもありましたね。

――でも、ブレずにやりきったんですね。

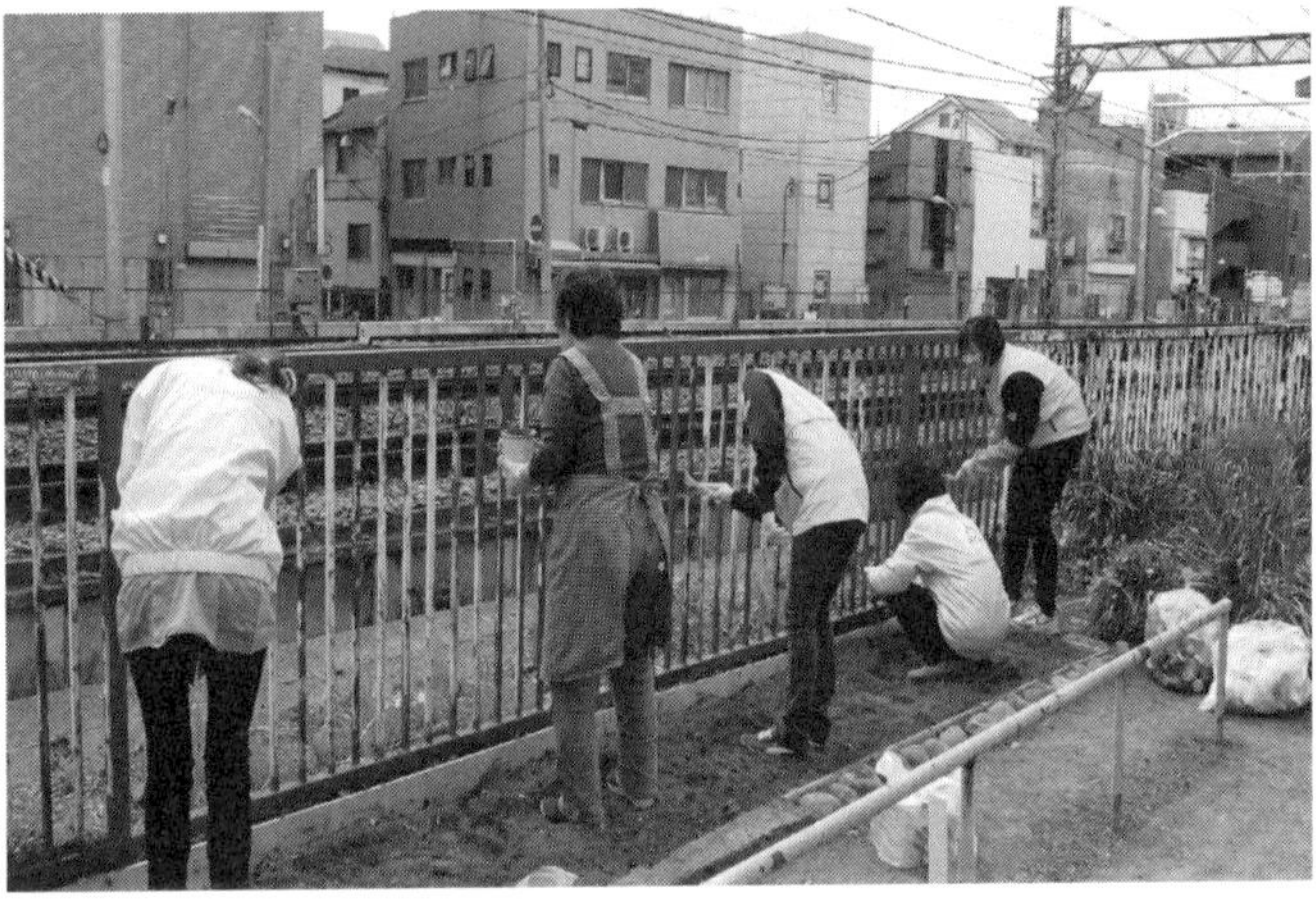

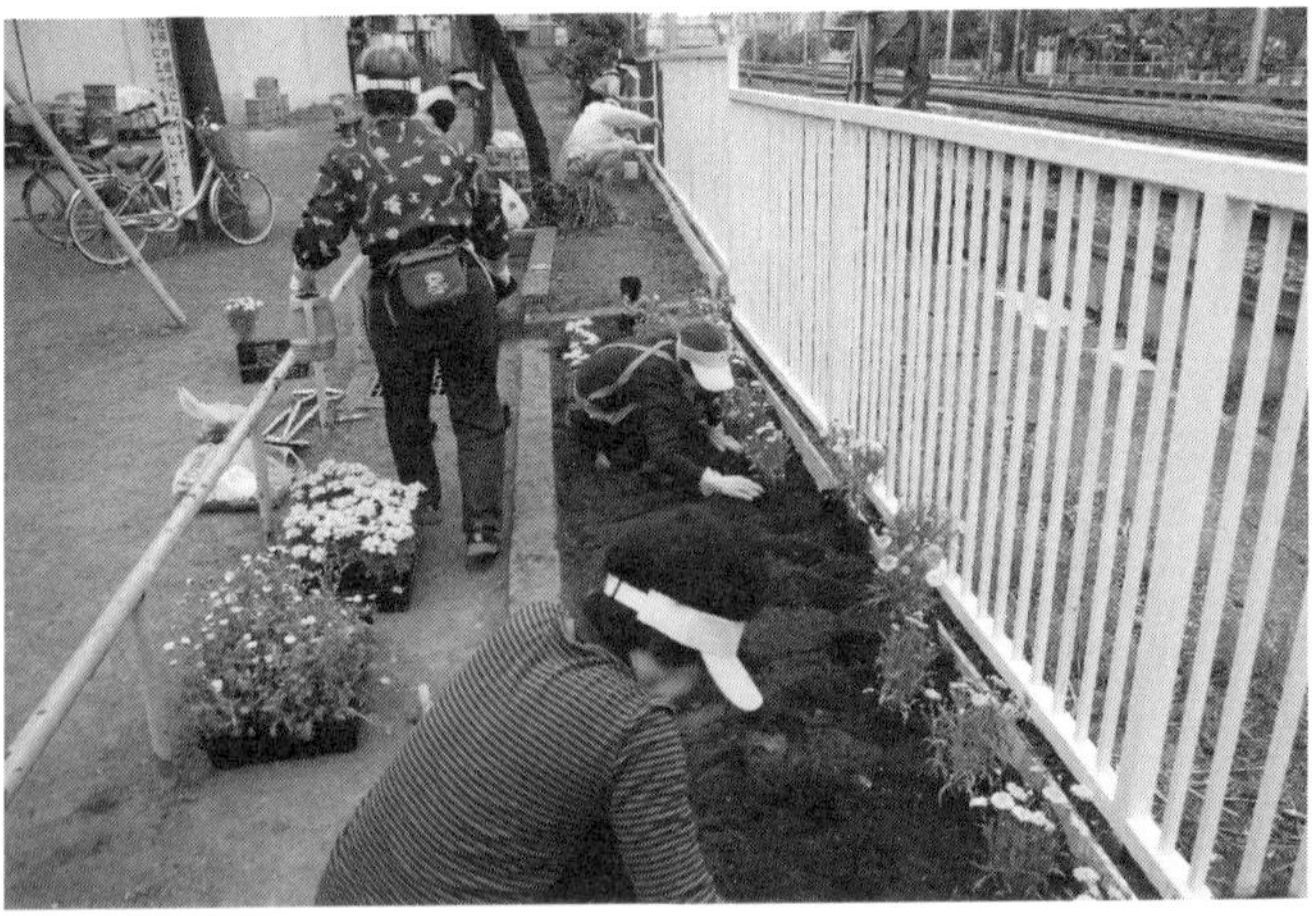

公園の整備活動を通じて、高齢者同士にヨコのつながりが生まれる

そうですね。やりきったのかはわかりませんが、商店街の方々には認めていただいた感はあります。地域のみんなで公園の整備をしているとき、商店街の方々がよく様子を見に来てくれたんですね。じつはそれ、偵察だったらしいんです（笑）。

そりゃそうです。よくわからない「チイキホウカツなんちゃら」の人たちが突然やってきて、地域の人たちと一緒に公園を掃除しだしちゃったわけですから（笑）。

でも、そのうち公園がきれいになって、人が集まりだすと、商店街の人たちも身を乗り出してきました。

ありがたいことに、商店街の空き店舗を一つ使うかというお話までいただきました。

そしてその空き店舗を利用して作ったのが「アキナイ山王亭」です。家賃は駅前商店街なのに月2万円（笑）。商店街の方々にも、「みま〜も」の活動の意味を理解していただけたのだと思うと、本当に嬉しいです。

――なるほど、この「アキナイ山王亭」が第2ステップなのですね。そこではどんな活動が行なわれているのでしょうか？

ここでは、「専門家→地域住民」というタテの関係性ではなく、「地域住民が主体となって、地域住民を巻き込んで活動する」というヨコの関係性の講座を開くことにしました。

地域の人たち15～20人くらいが集まって、編み物が得意な人は編み物を教え、パソコンが得意な人はパソコンを教え、またみんなで集まって公園でガーデニングをしたり、体操をしたり。そういう、地域住民主体の手作りの活動です。地域包括ケアシステムのキーワードは「社会参加」です。いくつになっても、自分が必要とされる活動の場が、地域の中に数多くあることが重要だと思います。

今「アキナイ山王亭」で年間420講座（平成28年）が開催されていますので、地域住民の社会参加に貢献できている部分も大きいと思っています。

――年間420講座だと1日1講座以上ですね。

この、住民の主体的な活動があってこそ、住民同士のヨコのつながり、私たちは「気づきのネットワーク」と言っていますが、これが機能してくるんだと思います。

――専門職同士のつながりが「対応のネットワーク」、住民同士のヨコのつながりが

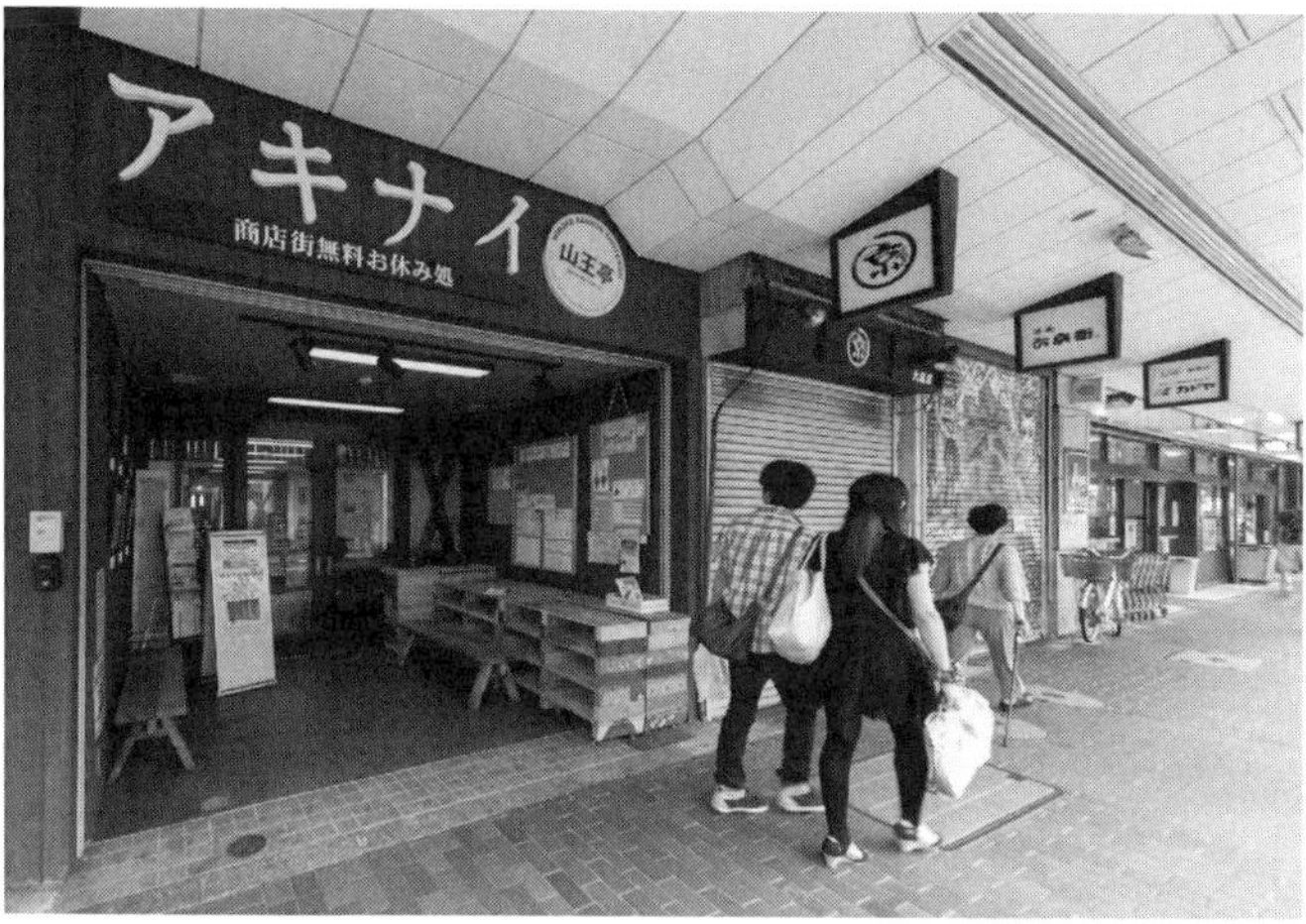

商店街の空き店舗を利用して作られた「アキナイ山王亭」

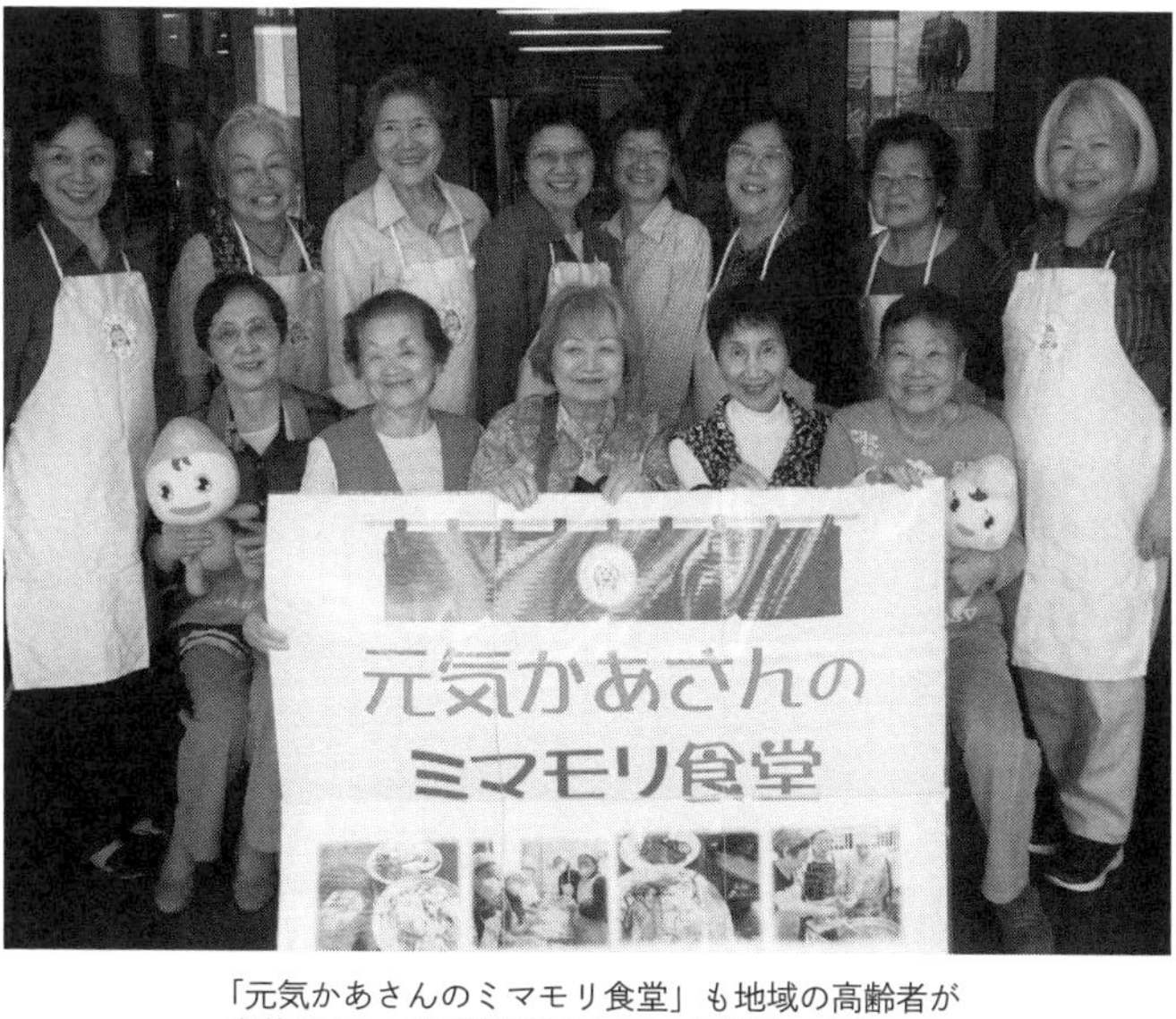

「元気かあさんのミマモリ食堂」も地域の高齢者が
主体になって毎週開催されている講座のひとつ

「気づきのネットワーク」ですね。

そうです。そして、その2つのネットワークがつながり、地域全体がつながってきてはじめて「見守りのネットワーク」ができるのだと思います。

――今後の展開はどうなるでしょうか。

2017年の5月から、「おおもり語らいの駅」という拠点も始まりました。これが3ステップ目です。

先ほどの公園は線路の西側にあったのですが、線路の向こう側、東側の地区の人たちからも、「アキナイ山王亭」のようなところが欲しいと要望が出たことによる取り組みです。

「みま~も」発足10年目ということで、思い切って対象者を「高齢者」から「子どももも含む全世代」に変更、組織として大きく舵を切りました。高齢者と同様にママ世代でも孤立化が目立ち始めています。子どもの貧困も問題です。「気づきのネットワーク」は高齢者だけではなく全世代に必要なものです。

専門家は「専《もっぱ》ら門の中にいる人間」という解釈をされがちな存在ですが、門の外へ思い切って飛び出し、地域づくりに参加することが重要なのです。

ＳＯＳを求めている方々の声を拾うことができる「気づきのネットワーク」を構築するためには専門家にもその覚悟が必要です。これからの「みま〜も」は全世代を対象に、専門家も地域住民も、地域のみんながつながって、笑顔になれる地域社会を目指したいと思っています。

（２０１７年10月インタビュー）

澤登さんの圧倒的なエネルギーと実績を直接聞いていているうちに、私は若月俊一医師の実践と、徳之島の地域社会のことを思い出した。

若月医師は、長野県で「病院で待っているだけでは健康は作れない」と、住民の中に入って「全村一斉健診」「出張診療」「医療啓蒙演劇」を続けた伝説の医師だ。

結果、自身が創設した佐久総合病院は長野県屈指の大病院に成長し、また長野県は日本一の長寿県にまで躍進した。

澤登さんが「もぐらたたきのようだった」と感じられていた状況から地域の方々とともに一歩ずつ進みながら真の連携と笑顔を実現された状況は、長野県における若月俊一医師の思いと実践に少なからず通じるようにも思えるのだ。

もう一つの徳之島は日本一の出生率（日本の平均の約2倍）を誇る子宝の島だ。

その子宝の理由の一つに、地域の人々のつながりが強いので、子育てがしやすいことがあげられる。

澤登さんが第3ステップの「おおもり語らいの駅」で目指している姿は、徳之島の子育て世代を温かく見守る地域社会につながる気がする。

「みま〜も」の取り組みは、今後の日本における「人々がつながって作る幸福な地域」の構築へ向けたあるべき姿と言っても過言ではない。

地域のネットワークさえあれば、地域でいきいきと生活を継続できる高齢者もたくさんいるし、子育てだってはるかにラクに、楽しくなる。

澤登さんが中心となって平成20年に作った「みま〜も」は今、徐々にその先進性が評価され「われわれの地域でも」との声が全国から殺到している。

あなたの近所に地域包括支援センターはあるだろうか？

もしかすると、その支援センターは澤登さんのように「対応のネットワーク」「気づきのネットワーク」「見守りのネットワーク」を構築しようと頑張ってくれているのかもしれない。

一度、行って聞いてみてはいかがだろう。

勝手に「ソーシャル・キャピタル」を育む

ここまでは行政やその関係者の話だった。ここからは完全な一個人による活動の話である。宮崎県宮崎市で、勝手に「ソーシャル・キャピタル（きずな貯金）」を育んでいるおじさんがいる。

志々目芳郎《ししめよしろう》さん（74歳）は柔道5段の元警察官。仕事を引退後は特に働くこともなく、悠々自適の暮らしを送っていた。

志々目さんはある日、「歩道の街路樹に雑草がはえていて汚い」と言いだしたかと思うと、道路の雑草を抜いて回るようになった。それればかりか、そのついでにとゴミ拾いもするようになった。

それを続けているうちに、さらに「花を植えよう」と言いだして、道路脇に勝手に花を植えだした。志々目さんは子どものころから花好きで、現役時代は職場の警察署を花でいっぱいにしてコンクールで表彰されたこともあったという。

さらにさらに、道路にある近所の人々が集うお店の駐車場まで掃除しだした。これには近所の人だけでなく、お店の人も大喜びだ。

志々目さんの家のすぐ横には、草ぼうぼうの空き地があった。

地主さんは遠方に住んでいて、年に何回も草刈りや掃除に来るのだが、南国・宮崎の雑草の勢いは凄まじく、そんなものではとうてい追いつかない。すぐに雑草が生い茂り、荒れ地と化す。そして草ぼうぼうの空き地にはゴミが捨てられやすく、いつもゴミだらけになっていた。虫やヤブ蚊も湧き放題で、近所からも苦情が来て地主さんも困っていたという。

地主さんが遠方から草刈り・ゴミ掃除に来られるたび、志々目さんは一緒に手伝って、ひと仕事終わったあとには一緒にビールを飲むくらいには仲良くなっていた。

そんなある日、志々目さんは地主さんに「もういっそあの土地、畑にしちゃっていい？」と聞いたそうだ。

地主さんは、地元の人が毎日足を運んで管理してくれれば、雑草問題もゴミ問題もヤブ蚊問題も一気に解決する上、毎年何度も草刈りのために足を運んでいた分の交通費も浮くと、大喜びで快諾した。

いまは子どもたちの遊び場にもなっていて、ここで収穫した野菜は、通りすがりの人や近所の人たちに配っているという。

じつはこの志々目さん、私の義父なのである。

この活動はすべて自費&ボランティア。

義父は思った。

「花の種とか苗くらい、市からもらえないだろうか？」

そこで市役所で聞いてみると、個人ではダメだが、2人以上であれば団体としての申請が可能になるという。

そこで義父は「道路沿いの商店や個人宅の人たちの名前を借りて、団体にしてしまえばいい」と考えた。

とはいえ、いまや宮崎市内の住宅地だって都市化している。昔ながらの農村風な人間関係なんてひと昔前の話なのだ。どこに行っても、顔も名前も知らない人たちばかり。知らないオジサンがいきなり「名簿に名前・住所を書いてくれ」なんて訪ねていっても、断られて当然だと、さすがの義父も躊躇《ちゅうちょ》したという。

でもダメ元で勇気を出して各店・各家を回ってみた。

すると、ほぼすべての人たちが好意的に受け止めてくれ、協力を申し出てくれたのだ。

ある人は、

「いつも掃除をしてくださって、きれいな花まで植えてくれてありがとうございます。名前くらいならいくらでも書きます。ほかに何か協力できることはありませんか？」

と言ってくれたそうだ。義父の活動は知らぬ間に多くの人の目に留まっていたのだ。

あっという間に、名簿はすべて埋まった。

義父の活動は地域の人たちからも大きな賛同と称賛を得ていたのだ。

いつの間にか「地域包括ケアシステム」

義父はふつうのおじさんである。きっと「地域包括ケアシステム」なんていう言葉、聞いたこともないだろう。

しかし、私には義父のこの活動が「地域包括ケアシステム」のもっとも重要な部分に思える。

私は仕事柄、離島や僻地へ行くことが多いのだが、そういう田舎に行くと「認知症が顕在化しない」という現象を目のあたりにすることがよくある。

たとえば以前いた夕張市では、前述したようにかなり重度の認知症の80代のおばあさんも、日々徘徊しながら一人暮らしをしていた。彼女は、近所中の雪かきもして地域に貢献していた。

「そんな危険な！」という声が聞こえてくる。

でも、それって誰にとって危険なのだろうか？

彼らは自分の意思で独居を継続し、地域に貢献している。

「認知症なのに地域に貢献なんてできるの？」

そんな声も聞こえてくる。

できる。間違いなく、できるのだ。

今日の朝ごはんに何を食べたかは覚えていなくても、昔から住んでいる地域の道、幼いときからやっている雪かき、野菜の剥き方、掃除の仕方、そんなものは体が覚えている。

実際に認知症で独居のおばあさんも雪かき、炊事、洗濯と昔から体になじんだ行動は問題なく行なっていた。

「いや、そうは言っても徘徊はある」

そのとおりだ。ただ、多少徘徊していても、地域の人々の何気ない見守りさえあれば、大きな問題にはならない。

おばあさんを見つけた誰かが何気ない会話をしながら、「さあ、帰ろうね」で終わりなのだ。そして、それは徘徊（＝問題行動）ではなく、ただの散歩（＝日常生活）になるのだ。

こうした地域の温かな人間関係を、学術的には「ソーシャル・キャピタル」と呼ぶ。私は勝手に「きずな貯金」と意訳している。

その重要性は、ハーバード大学のイチロー・カワチ先生が繰り返し主張されている。いわく「日本人の長寿の秘密は、遺伝でも食事でもなく、地域のソーシャル・キャピタルである」。

イチロー・カワチ先生の研究によると、愛知県のある地域で65歳以上の高齢者を追跡調査したところ、アンケートで「地域の人を信頼できる」と答えた人が多い地域は、そうでない地域より要介護になる人が4割も少なかったという。

「地域包括ケアシステム」というと、「在宅医療の充実」とか「医療と介護の連携」といったことが強調されがちだが、実際は「ソーシャル・キャピタル（きずな貯金）」があれば、要介護にもなりにくいし、なったとしても顕在化しにくいのだ。「医療・介護の充実」ももちろん必要ではあるが、「ソーシャル・キャピタル（きずな貯金）の充実」こそより強調されるべきなのではないだろうか。

そう考えると、義父の活動は「地域包括ケアシステム」にもっとも貢献するものだったのだと思えてくる。

後日談がある。

先日、義父が腰部脊柱管狭窄症《せきちゅうかんきょうさく》の手術のため、約1カ月入院することになった。

義父が一番心配したのは、自分の体のことでも、家族のことでもなく、道路脇に植えた花が枯れてしまわないかということだったという。

でも、義父の入院を知った近所の方々が声をかけあい、「おじさんが入院してる間に花を枯らしてはならぬ！」とばかり、水やり、枯れ花・枯れ葉取り、草取りなどを手分けしてしてくれたという。

結果、義父が退院してきたときには、道路の花々はとても元気だった。

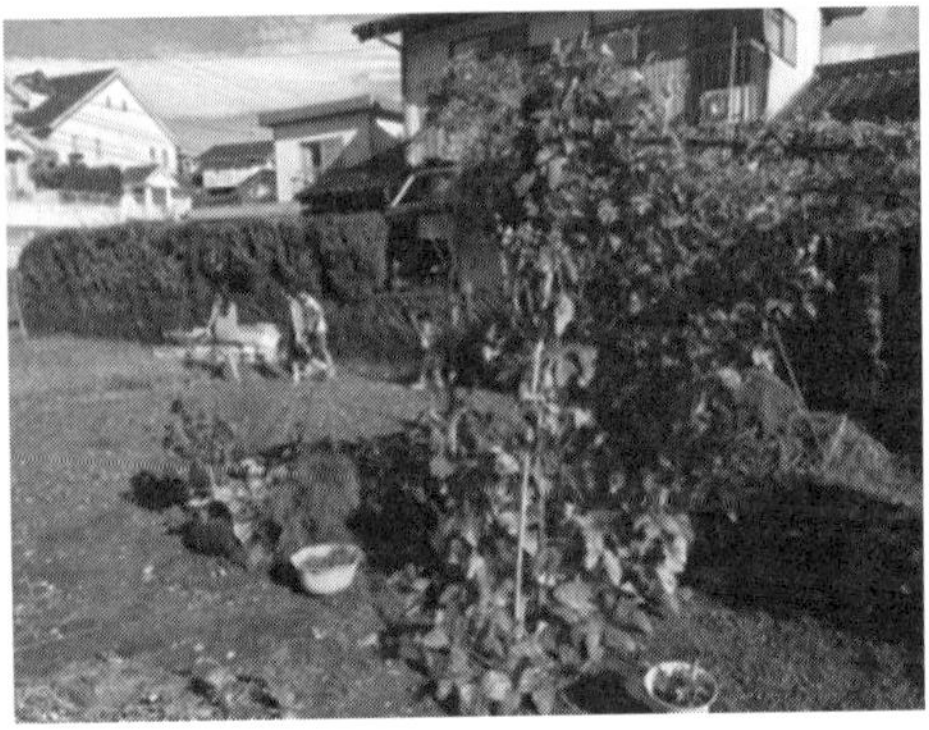

畑は子どもたちの遊び場になっている。収穫した
野菜は通りすがりの人や近所の人たちに配る

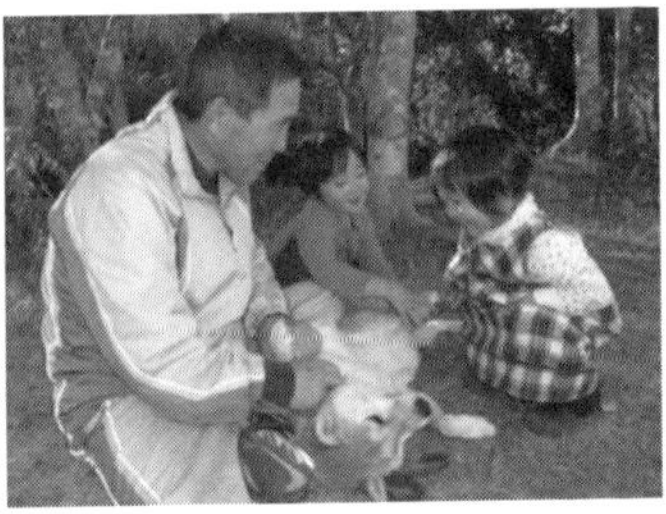

勝手にソーシャル・キャピタルを
育む志々目芳郎さん

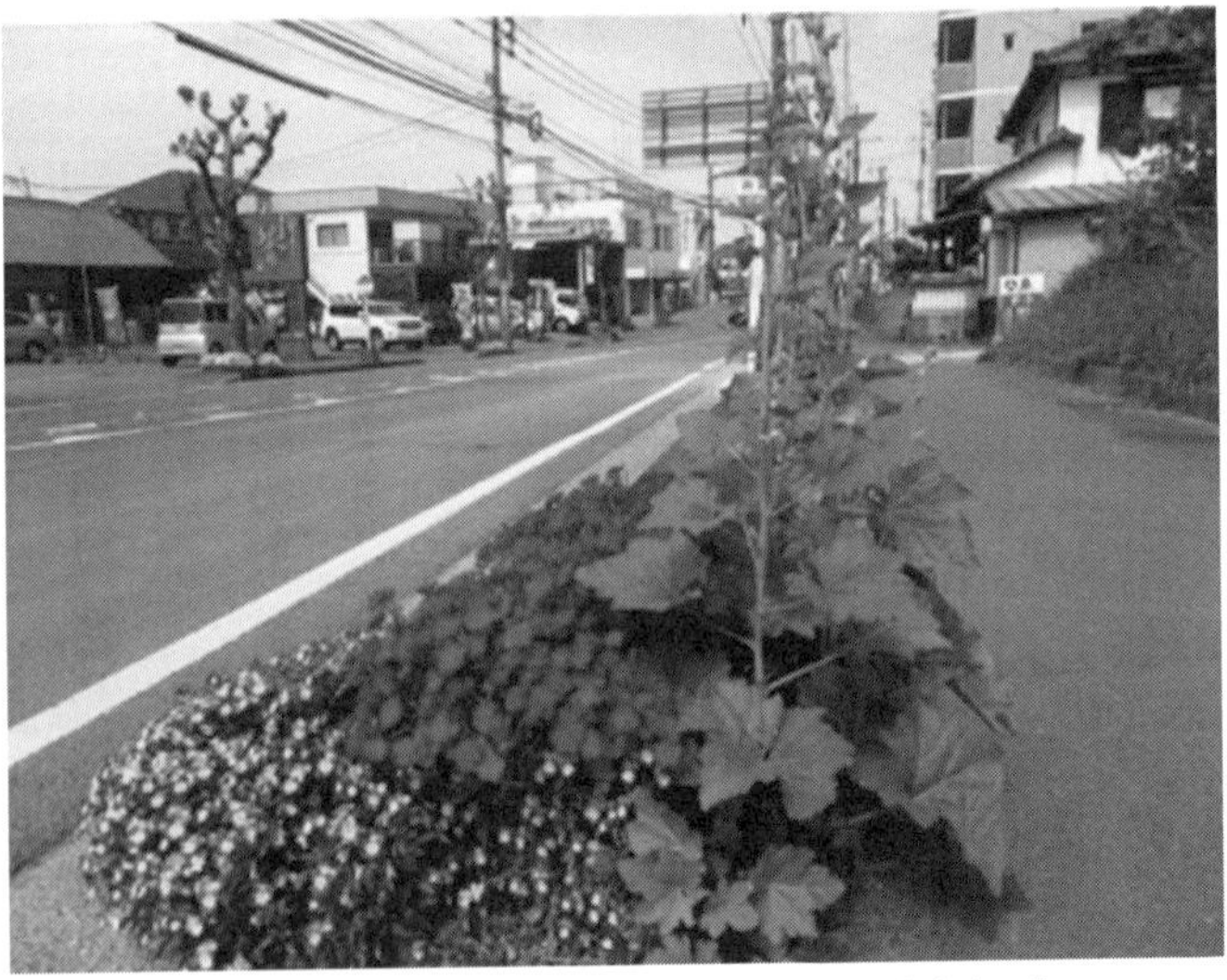

地域の人たちが声をかけあい、枯れないように世話をした道路脇の花

医療は偉大だけれど…

そもそも医療というものは人々を「幸福」にする方向へ向かっていかなくてはならないものだ。

盲腸も結核も昔は死ぬ病気だったのに今はピシャッと治る。これは本当にすごいことだ。

だから、医療は偉大なのだ。

でも、今はすでにその医療で解決できる問題のほとんどは解決し尽くしてしまった。今の日本人にとって「病院」で解決することはみんなが思っている以上に多くない。

じつは、公衆衛生学や統計学的に見てもそれはほぼ結論が出ている。

現在、人間の幸福や寿命に影響を与えるものが、「近くの病院」にもまして「身近の良好な人間関係」であることは、疑いのない事実である。

そして、現代社会、特に都会では、地域に病院はあっても、良好な人間関係はそんなに多くない。

近年問題化している
・高齢者の孤立（→介護量の増加）
・ワンオペ育児
・産後うつ
これらすべては「地域の良好な人間関係の欠如」が遠因にある。

それらの問題に対して、さらに病院・施設を作って解決しようという発想はナンセンスだろう。

だからこそ、いま地域医療で活躍されている多くの心ある医師たちが「まちづくり」を掲げ、「地域の良好な人間関係」を取り戻すことで地域の健康を取り戻そうとしているわけだ。

本章で見ていただいた「隣人祭り」も「みま〜も」も義父の活動もそのための重要なヒントになるはずだ。

地域に「良好な人間関係」がなければ、そもそもそこには良好な「生活」はなく、当然「楽しい人生」はない。

だからこそ、「佛子園」は施設を地域の子どもたちの遊び場として開放するし、小規模多機能介護施設で有名な「あおいけあ」は「高齢者が地域貢献する」ことを目標に掲げているのだ。これらの施設には鍵がかかっていない。

その根底のところに目が行かないから、多くの場合、施設に鍵をかけて、地域と高齢者を分断し、収容する。おじいちゃんおばあちゃんは楽しくないから暴れる。職員は疲弊する。そんな中でどんなに訪問診療をしても、医療・介護を提供しても、その効果は限りなく低いだろう。

素晴らしい交流の場があり、地域のつながりがあれば、地域から高齢者の孤立もワンオペ育児も産後うつもどんどん減っていって、みんな元気になるのではないだろうか。もしかしたら、医者や医療よりも地域を元気に健康にできる方法は私たちのごく身近に存在するのかもしれない。

高齢独居でも「家族」が送れる、幸せな死

本書の最後に、高齢独居だったにもかかわらず、最終的に自宅で家族が主体となって見送ることができた看取りの一例を紹介したい。

患者さんは、鹿児島の山間部で独居されていた80代のおばあちゃん。

5年前のガンの手術後も元気に旅行やゲートボールなどで人生をエンジョイされていた。やけに足元がふらついてよく転ぶようになったということで詳しく検査してみると、ガンの脳転移が見つかった。それは、彼女の人生が終わるたった2カ月ほど前のことだった。

幸い、近所に親戚や子どもたちが住んでいた。子どもたちは、「コロナ感染対策で面会もままならない病院ではなく、頑張れるうちは自宅で見よう」と言ってくれた。もちろんそれは、彼女自身の願いでもあった。

よく転ぶようになったとはいえ、当初は近所を一人で散歩できる程度には元気だった。しかしそれもそう長くは続かなかった。あれよあれよという間に体力が落ちていき、ついには寝たきりになった。それは、彼女の人生が終わる2週間ほど前のことだった。

最大の幸運は、近所に素晴らしい小規模多機能介護施設（いろ葉）があったことだ。散歩ができるくらい元気だったころは通所（デイサービス）で日中の見守り、介護が必要になってからは「訪問介護＋訪問診療」が家族をサポートした。

この小規模多機能介護施設「いろ葉」は、ふだんから独居の方の看取りも行なっているくらい看取りの経験も技術も豊富に持っている。なので私は、介護スタッフが主体になって自宅介護から看取りまでの体制を整えるのだろうと思っていた。

しかし、その予想はきれいに裏切られた。施設側は家族の主体性を奪わないように、常に引き気味の対応をしていた。

水のとり方、食事のとり方、熱が出た・呼吸が弱くなった……それぞれのケースでの対処法。いつもは自分たちが施設でやっていることを、たったの1週間ほどで家族が自らの手で実践できるような環境に、自然に導いていったのだ。

「何かあったら、『いろ葉』や先生に」と依存気味だった家族の意識や気持ちが「これくらいなら自分たちでできる。ばあちゃんもそのほうがいいに決まってる」という雰囲気に変わっていくさまは見事なものだった。

しばらく経ったある日の午後、私の携帯電話に家族からの着信があった。

「かなり呼吸が弱くなってきました。もうすぐだと思います」

往診すると、家族・親類が20人ほどベッドを囲むように集まっていた。

私がその場の主導権を握ってもよかった。

こちらとしてはそのほうがラクだったかもしれない。血圧・体温・酸素濃度の測定とか、酸素吸入や強心剤の注射……、あれこれと処置することで、その場を医療的空気で支配してしまうこともできる。

でも、それではせっかくおばあちゃんの人生の終わりに主体的に関わろうとしている家族の気持ちを抑えつけてしまう。「医療が主役。家族は後ろで待機」という病院医療的な構図を作ってしまうことになる。

「もうすぐですね。最期の瞬間までご本人の耳は聞こえていると言われています。大切な時間ですので、ご家族でお別れを」

私はそう言って、いったん家をあとにした。

席を外すことで、おばあちゃんの最期の時間を家族に委ねようと思ったのだ。そうすることで、家族の主体性を消さないようにする。これは今回の「いろ葉」のやり方から学んだところかもしれない。

帰途につく私の背後では、家族みんなが、まだ温かいおばあちゃんの肌に触れ、声をあげて泣きながらそれぞれの言葉を語りかけていた。

その後、1時間ほどして私の携帯電話に「息を引き取りました。お願いします」という電話がかかってきた。

私が駆けつけたとき、おばあちゃんはすでに冷たくなっていた。私は死亡診断をするために聴診器を静かにおばあちゃんの胸に当てた。

驚いたのはそのときだ。通常なら医師が「○○時○○分、お亡くなりになりました」と言うべきタイミングに、家族の一人が毅然として「息を引き取ったのは○○時○○分でした」と言われたのだ。その声は、「ばあちゃんの最期の息を看取ったのは自分たちだ」という誇りと自信に満ちていた。家族はみな、涙を流しながらも晴れやかな顔で笑っていた。

大事なおばあちゃんの人生の最期の介護、そして最期の死亡時刻決定までを自分たちでやり遂げた「悲しさの中の充実感」を感じさせる笑い声で、家の中がいっぱいに包まれた。

「ばあちゃんは、『私が死んでもみんな笑っていなさいよ』って言ってた。だから笑っていいんだ。笑うんだ。ばあちゃんは最高の最期だった。泣かなくていいんだ」

その言葉の裏には、おばあちゃんを亡くした悲しみと、「必ず来る人間の死を満足に送れた」という充実感がないまぜになった、複雑だけど心温まる、言いようのない感覚があったのだと思う。

私は死亡診断書の死亡時刻に、家族が看取った時間を書き入れた。

まさに、「高齢独居でも家族が送れる、幸せな死」の姿だ。

たしかに、このケースのおばあちゃんは独居とはいえ家族・親戚が近くに住んでいた。今の御時世、なかなかのレアケースかもしれない。ただ、第1章でご覧いただいたように、家族が近くにいなくても、独居での幸せな看取りはできる。

看取りの主役は言うまでもなく、当の本人だ。そして、それを見守る家族だ。

本人の思いもさまざまだが、家族の状況もさまざまである。

「最期なんだからなんとか自宅で見ていきたい」という家族もいれば、「そうは言っても仕事もあって、ずっと家にいることはできない」という家族もいるだろう。どちらが素晴らしいとか、正解だとかいうことではまったくない。どちらも「それでいい」のだ。

家族側の要因にもまして、本当に大切なのは、対応する「医療や介護」の側だろう。

「在宅医療ができるところまでは有無を言わせずやるけど、できる範囲を超えたらあとは家族で（もしくは病院で）」とか「本人のできる力とかは関係なく、施設の介護はここまでやる。その限界が来たら、あとは家族で（もしくは病院で）」というのは、医療・介護側の都合でしかない。

本当に素晴らしい医療・介護というのは、本人の、そして家族を取り囲む状況に応じて、柔軟に対応できる体制を作ることだ。

「いろ葉」の代表である中《なか》迎《むかえ》聡《さと》子《こ》さんは今回の看取りのあと私にこう言った。

「お亡くなりになるご本人の心の声を中心に、医療と介護ができること、ご家族ができることを足し算引き算しながらですね」

こんな医療と介護が日本中に広まれば、日本の医療・介護はガラッと変わるだろう。そんな未来をみんなで作っていきたいと思う。

あとがき

「うらやましい孤独死」

このものものしいタイトルの真意がみなさんにうまく伝わったかどうか考えている。

時に虫の目で一人ひとりの患者さんを見ながら、またその一人ひとりの孤立を解消しようとする取り組みに注目しながら、一方で鳥の目で地域や国全体の健康データ・理論的背景を見てきた。

「孤独死」はたしかに大きな問題だ。

しかし、孤独死を回避しようとするがゆえに、独居高齢者を地域から引き剥がし、施設や病院へ送り込むことは、じつはさらなる孤独を生じさせる連鎖になりかねない。

私はそのような現場を毎日のように見続けてきた。

本書で見てきたとおり、問題の本質は「孤独死」ではない。

本当の問題は「死んでから何週間も気づかれないこと」。もっといえば、「死んでも気づかれないくらいに生活が孤立していたこと」なのだ。

「人」の「間」で生きているから人間だ。

人の間での生活が途切れてしまう「孤独・孤立」は人間の尊厳や人生の質を大きく損なう。医学的にも「孤独」が健康にとって大きな阻害因子であることは本書で述べたとおりである。

考えてみれば、孤独死はある意味、結果でしかない。

たとえ高齢独居の末の孤独死でも、それまでの生活が地域の人々の中で毎日笑いながらいきいきとした人間関係を築いていて、死ぬ瞬間だけが一人だったのなら、それは「孤独死だけど最期まで幸せな人生」と言えるかもしれない。

逆に、孤独死が不安で高齢者施設に入ったけれど、施設ではほかの人との人間関係をうまく築けず寂しさを抱えたまま亡くなったのなら、「孤独死」ではないけれど、幸せな最期とは言えないだろう。介護施設は「介護が業務」であって、高齢者間の人間関係構築や死に方などは軽んじられてしまうことも多いものなのだ。

後者のような例は、「孤独死」のような問題事例ではないので、決して統計には表れない。

国立社会保障・人口問題研究所が２０１７年に実施した「生活と支え合いに関する調査」によれば、高齢の独居男性の15％がふだんの会話の頻度が2週間に1回以下だという。

会話が2週間に1回以下というのはかなりひどい孤立状態だと思う。今、高齢独居男性の15％がそうなっているくらい、「孤独・孤立」の問題が深刻化している。

今や「孤独・孤立」は汚染された空気のように社会に広く浸透して、当の本人さえ気づけないことのほうが多いのかもしれない。

さらに言えば、今回のコロナ禍によるソーシャルディスタンスがそうした水面下の「孤独・孤立」を助長させてしまっている可能性は非常に高い。こうした孤独は認識すらされにくいがゆえになかなかデータには表れない。

われわれ医師は、医療を提供するだけでは多くの人々の「健康な生活」を確保できないのだ。

医療側もこうした認識をしっかりと持つべき時期に来ているだろう。

市民の側も、医療や介護に安全・安心を求めすぎて、かえって自らの生活を窮屈にさせてしまっていることに気づくべきだろう。

本書にはいろいろなキーワードが登場した。ヨーロッパの「家庭医療（プライマリ・ケア）」、宇沢弘文氏の「社会的共通資本」、さらに「社会的包摂」「隣人祭り」「地域包括ケアシステム」、そして「きずな貯金」などなど。

各人各様で表現方法は違えど、「人間のつながりを再評価して真に健康な生活を取り戻そう」という共通の方向性は感じてもらえたのではないだろうか。もちろん「うらやましい孤独死」というキーワードはその最たるものである。

「うらやましい孤独死」という言葉の意味が本当に理解され、またこの言葉が真に市民権を得られるくらい、社会がより良い人間関係に包まれること。それこそが今求められる「健康な生活」なのである。

この本を読んでくれた方々の心の中に、ほんの少しでも何かが残ってくれたらこの上ない幸福である。そう願いながら、この本を終えたいと思う。

朝露に濡れる秋茄子を眺めながら、鹿児島の自宅にて

森田洋之

森田洋之◉もりた・ひろゆき
1971年、横浜生まれ。南日本ヘルスリサーチラボ代表。一橋大学経済学部卒業後に、なぜか宮崎医科大学医学部に入学し直したヘンテコな医師（その理由は本書で詳述）。宮崎県内で研修を修了し、2009年より財政破綻した北海道夕張市立診療所に勤務。現在は鹿児島県で「ひらやまのクリニック」を開業、研究・執筆・講演活動にも積極的に取り組んでいる。専門は在宅医療・地域医療・医療政策など。著書に『破綻からの奇蹟』『医療経済の嘘』『日本の医療の不都合な真実』などがある。

うらやましい孤独死

二〇二一年　三月　三日　初版発行
二〇二二年　一月　一日　二刷発行

著　者　森田洋之
発行者　中野長武
発行所　株式会社三五館《さんごかん》シンシャ
〒101-0052
東京都千代田区神田小川町2-8　進盛ビル5F
電話　03-6674-8710
http://www.sangokan.com/
発　売　フォレスト出版株式会社
〒162-0824
東京都新宿区揚場町2-18　白宝ビル5F
電話　03-5229-5750
https://www.forestpub.co.jp/
印刷・製本　モリモト印刷株式会社

ISBN978-4-86680-915-1

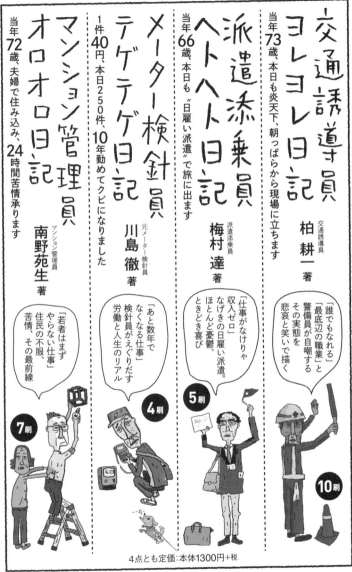